LE

TUBERCULE ET LA PHTHISIE

ÉTUDE

HISTORIQUE ET CRITIQUE

PAR

LE Dr SAINT-ANGE BARRIER

Propriétaire de l'Établissement thermal de Celles.

PARIS

ADRIEN DELAHAYE, LIBRAIRE-ÉDITEUR

PLACE DE L'ÉCOLE - DE - MÉDECINE.

1868

LE

TUBERCULE ET LA PHTHISIE

ÉTUDE

HISTORIQUE ET CRITIQUE

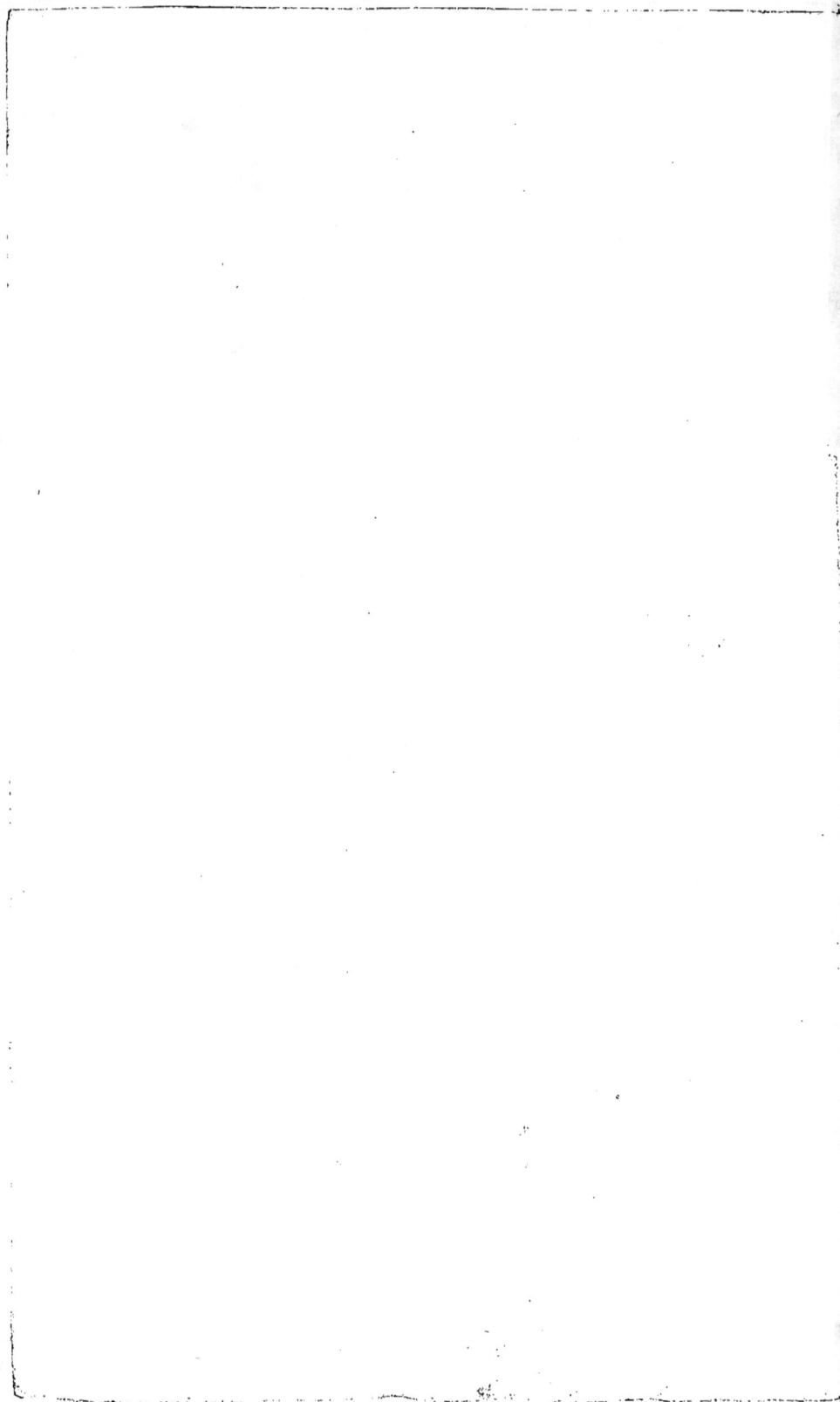

LE

TUBERCULE ET LA PHTHISIE

ÉTUDE

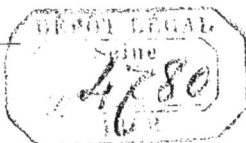

HISTORIQUE ET CRITIQUE

PAR

LE Dr SAINT-ANGE BARRIER

Propriétaire de l'Établissement thermal de Celles.

—⟨ ∞∞∞ ⟩—

PARIS

ADRIEN DELAHAYE, LIBRAIRE-ÉDITEUR

PLACE DE L'ÉCOLE-DE-MÉDECINE.

1868

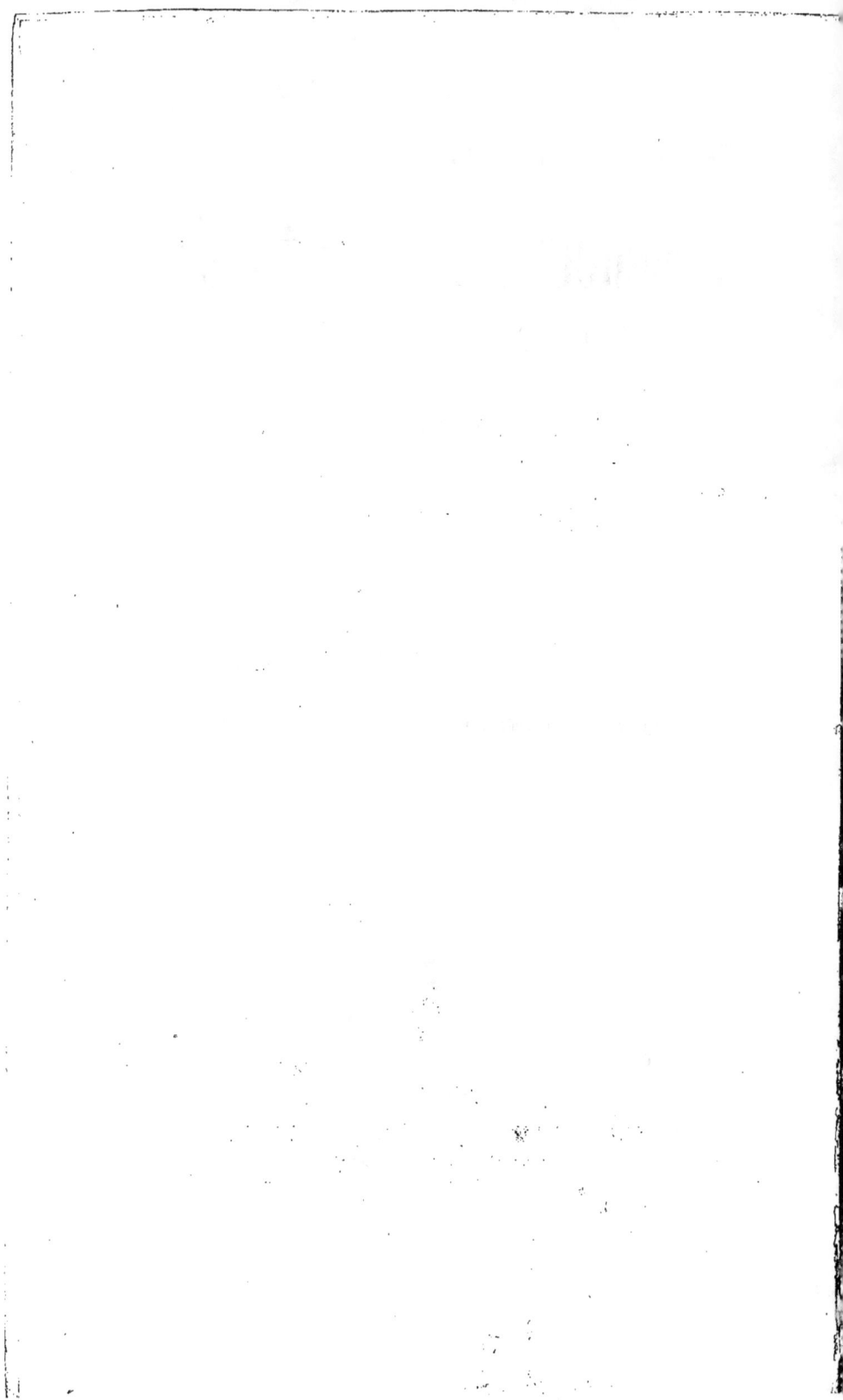

LE

TUBERCULE ET LA PHTHISIE

ÉTUDE

HISTORIQUE ET CRITIQUE

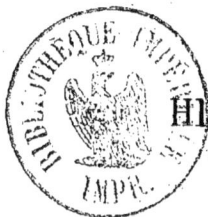

Il y a vingt ans que l'on croyait entièrement résolue la question de la tuberculose; aujourd'hui elle reparaît, et devient en ce moment l'objet des controverses les plus animées. Désireux, au début de notre entrée dans la pratique, de nous former une idée nette, sinon de la maladie, au moins de l'état actuel de la science à cet égard, nous avons choisi un sujet qui, pour n'être pas nouveau, n'en reste pas moins intéressant. Et alors même que, malheureusement, il ne nous a pas été donné de tenter de nouvelles expériences et d'apporter des observations inédites, nous n'osons pas moins espérer que notre travail sera loin d'être inutile, si, comme nous avons tâché de le faire, il offre un résumé clair et précis des connaissances médicales actuelles.

Il nous a paru indispensable, pour compléter cette étude, de présenter l'historique aussi fidèle que possible de la question. Rechercher les phases de la tuberculose dans l'histoire de la science, faire la part des anciens et des modernes eût été difficile. Heureusement que ce travail avait été déjà accompli en 1865 par M. Virchow, avec toute l'autorité que comportent ses connaissances, et ses lumières médicales. Je remercie M. Regnard, ancien interne des hôpitaux de Paris, d'avoir bien voulu mettre à ma disposition la traduction inédite de l'intéressant mémoire de M. Virchow (1). Nous y avons largement puisé, pour la première partie de notre travail. Dans une seconde partie, nous donnons les résultats des récentes acquisitions de la science. Ils ne sont pas définitifs, tant s'en faut, mais c'est faire un grand pas vers l'éclaircissement d'un problème, que d'en entrevoir toutes les difficultés. Mieux vaut le doute et la recherche, qu'une confiance aveugle dans une solution trop rapide pour être définitive.

(1) Phymatie, tuberculose et granulie, par R. Virchow. Archives d'anatomie et de physiologie pathologique. 1865.

PREMIÈRE PARTIE.

LA TUBERCULOSE ET LA PHTHISIE PULMONAIRE
DANS L'HISTOIRE.

« Bien que le mot φυμα, tubercule, soit employé par
« les Grecs pour désigner toute espèce de tumeur,
« on ne saurait douter que Galien n'attache à ce
« mot la même signification que nous (1). » Ainsi
s'exprime M. Nélaton dans sa thèse inaugurale.
Dans son traité de pathologie externe il est encore
plus explicite. « Non seulement Galien, mais encore
Hippocrate, dit-il, indiquent l'affection tuberculeuse
des os de la manière la plus précise (2). »

Voilà qui est affirmatif. Non seulement les anciens connaissent la maladie des vertèbres avec gib-
bosité (appelée depuis Mal de Pott), mais ils savent
que c'est une affection tuberculeuse, et de plus ils
attachent au mot tubercule le même sens que les
modernes.

C'est là une opinion partagée parait-il, par un
certain nombre de médecins, et entre autres par
deux auteurs, dont l'un, notre ami, P. Kalliburcis
est le compatriote du médecin de Cos. L'autre
A. Hirsch (4) va même plus loin : il conclut de

(1) Thèse inaug., 1836.
(2) Pathologie chirurg., 1ʳᵉ édit., t. II, p. 57; 1847.
(3) De la Phthisie pulmonaire. Diss. in.; Munich, 1855.
(4) De Collect. Hippocr. auctorum anatomi à Berlin, 1864.

l'étymologie du mot φυμα que les anciens considéraient le tubercule comme un néoplasme !

Mais ainsi que le fait remarquer si judicieusement M. Virchow, les anciens ne s'inquiètèrent nullement des néoplasmes, puisqu'ils n'eurent pas la moindre notion, même approximative, de l'idée que l'on a rattachée depuis au mot tubercule. Nous verrons de plus qu'il faut arriver à une époque très-rapprochée de nous, et même au commencement de ce siècle pour trouver quelques aperçus à ce sujet.

Et d'abord, en ce qui concerne le mot φυμα, base de toutes les discussions, et que Celse traduit par *tuberculum*, qu'exprime-t-il en lui-même ? C'est évidemment l'étymologie qui a poussé M. Hirsch à cette étrange interprétation, à cette idée de néoplasme. Assurément, et personne ne peut le révoquer en doute, φυμα vient de φύω (faire naître, croître): on peut le traduire par *excroissance, rejeton, tumeur*. Mais qu'importe ? Voilà une tumeur, une excroissance, il faut voir à quelle source les anciens la rapportaient. Or, partout où Hippocrate parle de l'origine des phyma, il n'est question que d'*amas de liquides*, phlegme, sang, bile, etc. qui, le plus souvent se corrompent et forment du pus. Du reste, les idées humorales des anciens ne laissent aucune place à une interprétation différente. Et dans le glossaire grec annexé au dictionnaire de Nysten, M. Littré n'a pas hésité à traduire φυμα par *tumeur, abcès*.

Donc le mot ne préjuge rien en lui-même ;
voyons maintenant les applications qui en sont
faites.

Le passage le plus remarquable, celui qui a
causé l'erreur de M. Nélaton et de ses imitateurs,
se trouve dans le livre des articulations. Il est
question des gens qui ont une courbure de la co-
lonne vertébrale au-dessus du diaphragme. « De
telles courbures se voient surtout, dit Hippocrate,
chez les gens qui ont au poumon des *phymas* durs
et crus » (1). En effet, Laënnec et M. Andral n'eus-
sent pas mieux dit. Et à vrai dire, c'est justement
cette précision qui eût dû prévenir l'erreur. Car il
est tout à fait déraisonnable de soutenir qu'Hippocrate ait connu cette conception particulière du
tubercule, telle qu'on l'entendait à un moment
donné : elle n'est déjà plus la même aujourd'hui.
N'est-ce pas là, tout simplement, cette idée de cru-
dité qui se présente à chaque instant chez les médecins de l'antiquité, idée tout à fait indépendante
de la nature de la tumeur ?

Mais de plus, il ne s'agit pas de l'intérieur du
poumon. Il y a dans le texte κατα τον πνευμονα et non
pas εν : ce sont des tumeurs situées autour, *auprès*
du poumon. Et il paraît tout naturel de voir là,
non pas des tubercules, mais des abcès par conges-
tion, tels que ceux qui se trouvent figurés précisément dans l'ouvrage de M. Nélaton. Il n'est même
pas besoin de songer avec M. Virchow aux tumeurs

(1) Des Articulations, trad. Littré, t. IV, p. 219.

caséeuses des ganglions lymphatiques du médias-
tin et des lombes.

On pourrait encore citer le passage suivant; il
s'agit des fractures de côtes. « Mais la contusion de
la poitrine amène des tubercules, de la toux, des
plaies suppurantes et le sphacèle des côtes...; plusieurs même ont craché du sang et ont eu des em-
pyèmes » (1). Ici, comme dans d'autres endroits,
M. Littré préjuge évidemment la question en tra-
duisant φυματιαι par tubercules : il est vrai que
dans les textes latins on trouve *tuberculum*, mais
au sens précisément du mot φυμα et sans rien de
spécifique. Évidemment dans le passage ci-dessus,
il ne s'agit que d'abcès succédant à une contusion
de la poitrine.

Et puis, il serait doublement singulier, qu'Hippocrate fût tombé dans l'erreur de M. Nélaton, qui fait
du mal de Pott une affection tuberculeuse. Le plus
souvent, on ne peut le nier, il s'agit de pus plus
ou moins caséeux et altéré, et non pas de tubercules.

Mais il est nécessaire de montrer, par d'autres
exemples, le véritable sens attaché par les médecins grecs au mot *phyma*. Dans le livre des *affections* (2), on lit ceci : « Les tumeurs (φυματα) proviennent toutes du phlegme ou du sang. Quand la
collection est la suite d'un coup ou d'une chute, il
convient pour les unes, de les dissoudre à l'aide de

(1) Mochlique, t. IV, p. 381.
(2) Des Affections, t. IV, p. 245.

cataplasmes et d'évacuants pris à l'intérieur; pour les autres, de les mûrir à l'aide de cataplasmes. Si l'on incise, on purge l'humeur à l'aide d'un médicament. Quand l'écoulement du pus a cessé, on traite comme une plaie. »

Puis, successivement, l'auteur traite des maladies provenant du phlegme : la lèpre, le prurigo, le psoriasis, etc.; ensuite, comme maladies spéciales, du *kérion* (favus), des chœrades (écrouelles), du furoncle et de l'anthrax. Évidemment, tout cela faisait partie des *phymas:* et il est étrange de vouloir spécialiser ce mot, toujours pris dans un sens général.

Le plus souvent même ce sont des tumeurs purulentes qu'il désigne. Voici deux passages qui le prouvent surabondamment :

Dans le livre *De natura pueri* on lit, à propos de la rétention des menstrues et de ses suites : « Le sang, retenu dans l'utérus cinq ou six mois, se pourrit, et il en résulte de la douleur. Quelquefois le pus sort par le vagin; d'autres fois il se fait dans l'aine une sorte de *phyma*, et le pus sort à cet endroit. » (1).
Et de même, dans un passage du 1er livre *des Maladies* : « Le pus répandu dans le ventre inférieur ne peut se former, comme j'ai dit qu'il se forme dans le ventre supérieur; mais il se produit, comme je l'ai dit, en des tuniques et des tumeurs (φυματα): et, s'il pointe en dedans, le reconnaître est difficile,

_____

(1) De la Nature de l'enfant, t. VII, p. 497.

car on ne peut s'en assurer par la succussion. » (1).
Le phyma n'est à vrai dire qu'une sorte de poche,
purulente, un abcès, en un mot; au moins est-ce
là le sens où il est pris dans les citations précédentes.

Le livre du *Régime dans les maladies aiguës* nous
fournit une acception du mot *phyma* un peu plus
complexe, mais tout aussi peu favorable à l'interprétation que nous combattons. « Dans le cours de
certaines fièvres, les jambes deviennent phymatoïdes : la maladie traîne, la maturation n'arrive
pas, la fièvre persiste. Il survient de l'angoisse et
de l'étouffement au pharynx, sans tumeur autour
de l'organe. Si la terminaison n'a pas lieu, il survient ordinairement des épistaxis. » (2). Que si les
choses s'aggravent, « il survient des douleurs dans
les pieds, une inflammation violente; si la résolu-
tion n'arrive pas, la douleur gagne la nuque, la
clavicule, l'épaule, la poitrine, les articulations, et
ces parties deviennent phymatoïdes. »

« Que penser de cela, ajoute M. Virchow en ci-
tant ce passage? S'agit-il d'écrouelles, de tubercules? On pourrait l'admettre pour la nuque et la
clavicule, mais difficilement pour l'épaule et les
articulations. Qu'il ne s'agisse pas, dans l'ensemble,
de la tuberculose, cela n'a pas besoin de démon-
stration. On penserait plutôt à un processus rhu-
matismal ou pyohémique, avec différentes locali-

(1) Premier livre des maladies, t. VI, p. 187.
(2) Du Régime dans les maladies aiguës, t. II.

sations. » Quant aux déterminations locales caractérisées par l'épithète de *phymatoïdes*, nous savons qu'il faut en effet entendre cela de parties en suppuration.

Un passage, peut-être plus obscur, a encore donné un semblant de raison à l'opinion que nous combattons. Et cela parce que les phymas s'y trouvent rapprochés des écrouelles. Il suffit d'y regarder de près pour tirer une conclusion tout opposée.

C'est dans le IIIe livre des *Aphorismes*. Étudiant les maladies qui se déclarent aux différents âges, Hippocrate, après avoir parlé des accidents de la *première dentition*, s'exprime ainsi :

« A un âge un peu plus avancé, on voit des amygdalites, des luxations en avant de la vertèbre de la nuque, des asthmes, des calculs, des lombrics, des verrues, des tumeurs auprès des oreilles, les scrofules, et d'autres tumeurs encore, mais surtout les tumeurs surdites (χοίραδες, καί ταλλα φυματα). » (1). La phrase ainsi construite ne laisse aucun doute. Mais si l'on place la virgule après ταλλα, on doit traduire alors : les écrouelles et autres tumeurs, les *phymas*, lesquels prennent alors un sens déterminé. Le commentaire de Galien, la construction de la phrase telle qu'elle se trouve dans l'édition de M. Littré, montrent qu'il s'agit bien d'une désignation géné-

---

(1) Aph., liv. III, 26, t. IV. — M. Littré a supprimé le mot *strangurie*, qui ne se trouve pas dans le commentaire de Galien et paraît avoir été intercalé.

rale, et que le ταλλα φυματα n'est que le résumé de
toutes les tumeurs énumérées.

Il nous paraît inutile d'insister plus longtemps.
Les apparences seules ont pu faire croire à l'existence, chez les anciens, de notions évidemment
incompatibles avec l'ignorance complète de l'anatomie pathologique. Il fallait cependant se préoccuper du fait, puisque des hommes faisant autorité
s'y sont laissés prendre.

Nous ne dirons rien de Galien. La plupart des
passages en question, cités plus haut, se retrouvent
dans ses Commentaires sur Hippocrate. La conclusion à en tirer serait identique : nous éviterons
donc une répétition inutile.

Il n'en sera pas de même pour Celse. Cet auteur
vivait avant Galien (1); mais, comme il a écrit en
latin et emploie précisément le mot *tuberculum*, nous
devons absolument en dire quelques mots.

Les kystes, les exostoses, les condylomes et le
furoncle sont confondus, dans ses écrits, sous la
dénomination commune de *tuberculum*, tubercule.
Il est hors de doute que cette expression est prise
exclusivement dans le sens descriptif. En voici la
preuve. Il dit quelque part : « Articuli vero cui sic do-
« lent, ut super eos ex callo quædam tubercula innata
« sint, nunquam liberantur. »(2). Voilà pour les exostoses, indubitablement désignées dans ce passage.

(1) Voy. Conf. de la Faculté de méd., et A. Regnard, Essais
de crit. scient., p. 178.
(2) Celse, liv. ii, c. 8.

Et ailleurs : « Condyloma autem est tuberculum quod
« ex quadam inflammatione nasci solet. » (1). Et plus
explicitement encore, un peu plus loin : « Tubercula
« quæ condylomata appellantur, ubi indurescunt,
« hac ratione curantur. » (2). A propos du furoncle :
« Furonculus vero est tuberculum acutum cum in-
« flammatione et dolore, maxime ubi jam in pus ver-
« titur. Qui ubi adapertus est et exiit pus, etc. » (3).

Mais bien plus, parmi les différentes sortes de tubercules, Celse distingue le phyma, dans le livre V,
où il décrit les diverses tumeurs. Après la définition du furoncle, il s'exprime ainsi : « *Phyma* vero
« nominatur tuberculum furonculo simile, sed ro-
« tondius et planius, sœpe etiam majus. Nam furon-
« culus ovi dimidi magnitudinem raro explet, nun-
« quam excedit : phyma etiam latius patere consuevit,
« sed inflammatio dolorque sub eo minores sunt. Ubi
« divisum est, pus eodem modo apparet. Id autem
« pueris et sœpius nascitur, et facilius tollitur ; in
« juvenibus rarius oritur. » (4).

Ainsi, voilà une tumeur dépassant d'ordinaire la
moitié d'un œuf de poule, renfermant du pus, et
plus fréquente chez les enfants que chez les jeunes
gens : d'autre part, moins douloureuse que le furoncle. C'est évidemment un abcès froid, de ceux

(1) Celse, liv. vi, c. 18.
(2) Celse, liv. vii, c. 30.
(3) Celse, liv. v, c. 28.
(4) Celse, liv. v, p. 28.

qui sont dits scrofuleux, développés d'ordinaire dans un ganglion lymphatique.

En résumé, qu'il s'agisse de φυματα ou de *tubercula*, ces mots ne désignent, chez les médecins de l'antiquité, que des tumeurs diverses, le plus souvent (surtout pour le φυμα), des abcès : le tout n'ayant absolument aucun rapport avec le *tubercule* entendu dans le sens moderne. Ajoutons que dans les vieilles traductions latines des auteurs grecs, le mot *phyma* est souvent rendu par *tuberculum*, ce qui ne fait que confirmer le sens générique de ces deux expressions.

Quant à ce qui est du mot phthisie, en lui-même, il était employé de toute antiquité, et dans un sens qui exclut précisément l'idée du tubercule des modernes. Nous insisterons un instant sur ce point, que M. Virchow n'a pas traité, point d'autant plus intéressant que cela paraît au premier abord contradictoire.

En effet, si les mots φθίσις, φθόν (de φθίνομαι) signifient à proprement parler, consomption, il n'en est pas moins vrai qu'ils sont réservés dans Hippocrate à *une maladie du poumon*, à la consomption suite d'un ulcère du poumon, et ce n'est que par extension qu'ils sont employés dans d'autres cas. Galien, en effet, dans ses commentaires, distingue deux sortes de phthisies primitives : l'une qui survient par l'écoulement du cerveau, d'une pituite âcre et décomposée qui creuse peu à peu le poumon ; l'autre, consistant dans un vice inhérent à l'organe même, dans un ulcère primitif et en dehors de tout afflux d'une humeur extrinsèque. Il s'agit bien réellement, pour une partie des cas au moins, de ce que l'on désigne encore aujourd'hui sous le nom de phthisie, et, d'autre part, on voit qu'il n'est nullement question à ce propos de *phyma*, ni de tubercules.

Celse, qui résume admirablement les opinions de ses prédécesseurs et contemporains, reconnaît trois sortes de consomptions : l'*atrophie*, la *cachexie* et la *phthisie*, et s'exprime ainsi à propos de cette dernière (1) : « La troisième et la plus dangereuse espèce de consomption est celle que les Grecs appellent *phthisie*. Elle commence ordinairement par attaquer la tête, et elle se jette ensuite sur le *poumon*, où elle produit un ulcère accompagné d'une petite fièvre lente, qui cesse et qui recommence. Le malade tousse beaucoup, crache du pus et quelquefois du sang. Si l'on jette sur le feu les crachats, ils sentent mauvais; c'est une marque à laquelle on reconnaît la phthisie lorsqu'on a des doutes sur son existence. »

Après Celse et Galien, nous sommes obligés, comme toujours dans l'histoire des sciences, de franchir une quinzaine de siècles; et encore ne trouvons-nous guère autre chose que des commentaires sur les anciens.

Baillou n'ajoute rien à la définition ancienne de

_____

(1) Celse, liv. III, c. 22.

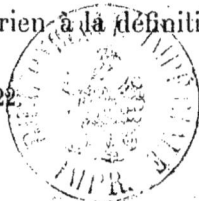

la phthisie, et discute tranquillement la médication proposée par Hippocrate. « On doit donner, dit-il, aux pulmoniques les substances qui tempèrent la chaleur, et dont le suc est visqueux : car ainsi, ils résistent mieux à la chaleur qui les consume ; et, d'autre part, Pline a fait cette remarque, que les plantes les plus vivaces sont celles dont le suc est le plus gélatineux (1). » Et le reste dans le même genre.

Sydenham, l'Hippocrate anglais, comme on l'appelle, n'a garde de marcher sur les brisées de son vénérable et antique modèle. La phthisie, dit-il, survient chez les gens qui ont les poumons faibles, et à la suite de la toux qui survient à l'hiver. « Les poumons ainsi disposés, ne peuvent s'assimiler la nourriture qui leur est nécessaire ; de là un grand amas de pituite crue qui accable la poitrine. Il se forme ensuite des ulcères dans les poumons, et la matière purulente rentrant dans le sang l'infecte et le corrompt (2). » Il n'y a pas un mot de changé, sauf que la pituite en question n'est pas désignée comme venant de la tête ; on croirait lire Hippocrate lui-même. Seulement, entre les deux, il y a vingt siècles ! La grande gloire de Sydenham nous semble un peu exagérée.

C'est ici que se place le célèbre ouvrage de Mor-

(1) Labyrinthi medici extricati. G. Ballonius et L. Septatius, p. 338 ; 1600.

(2) Sydenham, Médecine prat. : de la Phthisie, 1680.

ton sur la phthisie (1). Il décrit à la lésion du poumon trois degrés successifs. Au début, engouement du poumon par la sérosité du sang épanché en abondance. Le deuxième degré est caractérisé par l'induration, surtout de la partie glanduleuse du poumon, induration succédant à l'accumulation de cette sérosité. « J'ai souvent remarqué, dit-il, ces nodosités ou tumeurs indurées dans les autopsies des phthisiques; en même temps, le reste du poumon était rempli d'ulcérations. » Vient enfin le troisième degré : la chaleur et l'âcreté de ce sérum engendrent l'inflammation du poumon, puis la suppuration des parties atteintes.

D'après M. Virchow, Morton aurait, à l'exemple de Sylvius, rapproché ces indurations pulmonaires des écrouelles, des tumeurs dites scrofuleuses. Il nous semble que l'auteur anglais a été un peu plus judicieux en laissant de côté la pituite, et ne parlant que de la sérosité du sang, origine de tous les phénomènes de la phthisie, d'après lui. Assurément, il n'y a rien là non plus qui se rapproche des idées modernes.

D'autre part, y a-t-il chez Morton une tendance à faire de la phthisie une affection scrofuleuse? Comme nous allons maintenant trouver plus d'une fois sur notre chemin cette expression, il nous est indispensable de savoir quelle idée s'en faisaient les anciens auteurs. Or l'idée de diathèse, de vice scro-

---

(1) R. Morton, Phthisiologia; Londres, 1689.

fuleux est toute moderne, au moins relativement. Pour les anciens, les écrouelles (struma, chœrades) sont des tumeurs formées soit par la pituite, soit, comme le veut Celse, par un mélange de pus et de sang. «On les voit, dit-il, principalement au cou, et aussi aux aisselles, aux aines; Megès assure en avoir vu aux mamelles des femmes. » Suit l'énumération des remèdes : « Voilà, ajoute-t-il, ce que recommande la médecine ; de plus, on assure, d'après l'expérience de quelques paysans, qu'on peut se guérir des écrouelles en mangeant un serpent (1). »

Les écrouelles sont décrites là entre le furoncle et les ulcères. Chez les médecins postérieurs, et jusqu'au xviii° siècle, elles ne figurent dans les *traités de chirurgie* qu'à titre de tumeurs, comme le squirrhe, le cancer, etc. Nulle mention dans les traités qu'on appellerait aujourd'hui de *pathologie interne*, dans Sydenham, Boerhaave, etc. Ce point établi, reprenons notre étude.

Morton, en effet, observe que les sujets ayant des tumeurs glanduleuses, des écrouelles dans d'autres parties, peuvent bien avoir dans le poumon des tubercules de la même espèce (2). Voila certes la première assimilation positive de ces deux ordres de tumeurs. Les nodus pulmonaires, dans la phthisie, sont des écrouelles internes.

(1) Celse, liv. v, p. 309.
(2) *Loc. cit.*, liv. iii, 1.

Ni Boerhaave, ni Morgagni ne nous apprennent rien d'important sur la question. Ce dernier, comme on sait, fuyait comme la peste les cadavres des phthisiques, dans la crainte de la contagion. Ceux qui le lui ont reproché ont trop oublié les innombrables autopsies pratiquées par lui, et les immenses services qu'il a rendus à la médecine et à l'anatomie pathologique en particulier.

Un ouvrage, que l'on ne consulte pas assez dans ces sortes de matières, nous donne un aperçu très-exact de la doctrine de la phthisie au milieu du xviii° siècle. Je veux parler de l'*Encyclopédie*. Voici ce qu'on lit au mot *tubercule* : «Ce terme a été plus particulièrement consacré, dans le langage de la médecine interne, pour désigner des concrétions lymphatiques qu'on a souvent observées dans les poumons des personnes mortes de phthisie» (1). Puis l'auteur donne des détails sur les divers degrés de ces tubercules, qui sont le plus souvent héréditaires; il emploie même l'expression de *phthisie tuberculeuse*, dont l'évolution comporte trois états, selon que les tubercules sont durs, enflammés, enfin ulcérés. «Ces trois états sont démontrés par l'ouverture des cadavres; on voit les tubercules dispersés dans le parenchyme des poumons parcourir successivement ces périodes. Les deux derniers états constituent à proprement parler la phthisie. » Quant

(1) Encyclopédie de Diderot et d'Alembert, 3° édit.; Genève, 1779.

à la cause, c'est le plus souvent une disposition héréditaire qui affecte en même temps les humeurs et le tissu des poumons; d'autres fois c'est une cause accidentelle, telle que le catarrhe, le vice vénérien et scrofuleux, et alors le cas est moins grave.

Voilà esquissée en gros la doctrine de Laënnec. Portal (1), allant déjà plus loin, décrit les tubercules absolument de la même façon que l'auteur de l'article précité: mais il regarde positivement les vrais tubercules comme la tuméfaction des glandes lymphatiques, existant normalement dans le poumon. Ce sont, comme l'avait indiqué Morton, les écrouelles de cet organe. Mais, et ceci est capital, il admet que la phthisie peut être aussi produite par des *indurations inflammatoires*. Et ce qui distingue les indurations scrofuleuses, les tubercules vrais, c'est leur caractère *stéatomateux*. Voici paraître pour la première fois l'idée d'état graisseux (caséeux) accolée à celle de tubercule: lequel, ainsi que nous l'avons remarqué, n'est qu'une écrouelle interne.

Baillie (2), dont la publication date à peu près de la même époque, pénètre un peu plus avant dans la nature intime du processus. Les tubercules naissent selon lui dans le *tissu qui réunit les vésicules pulmonaires*, sous forme de toutes *petites nodosités*, pas plus grosses que des têtes d'épingle. Celles-ci se

(1) Sur la Nature et le traitement de la phthisie.
(2) Anatomie pathol. de quelques maladies du corps humain.

réunissent souvent en petit tas, grossissent vraisem-
blablement ensemble et forment ainsi des nodus
plus volumineux. Ils n'ont pas de capsule, ni d'enveloppe propre, mais consistent en une substance
blanche, lisse et dure, mélangée souvent de pus
épais. Les plus gros nodus forment généralement
des abcès, et déterminent ainsi de la phthisie.

Voilà encore un nouveau pas de fait. Mais, re-
marquons-le en passant, Baillie réserve la dénomination de tubercule aux seuls nodus dans le poumon. D'autre part, non-seulement il a noté *la granulation*, mais l'infiltration tuberculeuse de Laënnec
ne lui échappe pas non plus. Il décrit, comme se
déposant dans le tissu cellulaire d'une portion du
poumon, «une matière scrofuleuse, blanchâtre,
«molle, semi-liquide, en laquelle paraît transformée
«une partie assez considérable de l'organe.» Et ces
deux altérations, il les regarde comme identiques
au fond; du reste pour lui, comme pour Morton
et Cruikshank (1), c'est de la scrofule.

Un auteur allemand, au commencement de ce
siècle, Wetter (2) de Vienne, n'ajouta pas grand'-
chose à ce qu'avait dit Baillie. Il s'élève cependant
contre cette manie de voir partout la scrofule, manie qui commence à se généraliser. «C'est une manie, s'écrie-t-il, et un défaut national, de s'obsti-
ner à voir la scrofule partout.»

---

(1) Anatomy of the absorbing vessels, 1787.
(2) Wetter; Vienne, 1803.

Nous voici arrivé à une nouvelle et glorieuse période, glorieuse surtout pour les médecins français.

C'est l'École anatomo-pathologique qui commence, et va briller de tout son éclat : c'est la phase moins importante, mais indispensable, qui doit précéder l'époque actuelle, plus précise, et partant plus savante. Et, en vérité, on ne saurait trop s'étonner du patriotisme mal placé, pour ne pas dire plus, qui pousse certains auteurs contemporains à dédaigner l'Allemagne scientifique actuelle, et à nier sa prépondérance. Outre que la science est de tous les pays, ils devraient se consoler en songeant à cette époque, à jamais glorieuse, où la médecine française, avec les Bichat, les Laënnec et les Broussais, étonnait le monde. Et après tout, chacun son tour : et sachons recevoir, reconnaître, en dehors d'une ridicule jalousie, les services rendus par l'étranger à la science et à la médecine, comme l'étranger, si ce terme est de mise, a reçu et reconnu les nôtres.

« Bayle le premier, dit M. Virchow (1), rompit complétement avec les anciennes doctrines. C'est à lui que remontent véritablement les idées modernes sur ce sujet ; il a pour ainsi dire émancipé le tubercule, car il fit disparaître la variété scrofuleuse pour constituer à sa place le tubercule spécifique, auquel on n'a plus besoin dès lors d'accoler d'épithète. »

(1) *Loc. cit.*

C'est dans les différents mémoires publiés dans le journal de Corvisart qu'il faut aller chercher les germes et l'explication précise d'ailleurs de la doctrine de Bayle. Dans un premier travail (1), Bayle commence par faire ressortir un fait important et méconnu avant lui : l'analogie qui rapproche le tubercule des différents organes, quel que soit leur siége.

Et de cette façon, peu à peu, de la doctrine du tubercule isolé, puis du tubercule scrofuleux et enfin de la phthisie tuberculeuse (qui lui est antérieure, comme nous l'avons vu), il arrive à la conception de la tuberculose, de la généralisation du tubercule, séparé d'ailleurs de la scrofule.

Quant au tubercule lui-même, il le représente comme une tumeur plus ou moins épaisse ou déjà ramollie, contenue dans des parois qui font corps avec le reste de l'organe : sous ce dernier rapport, il le rapproche des formations kystiques. Le contenu de ces tumeurs est albumineux, tantôt épais, dense, homogène, tantôt friable, traversé par des fibres et manifestement organisé. En général, la masse est au début épaisse et homogène, puis se ramollit ensuite par le centre. Le volume varie de la grosseur d'une graine de millet à celle d'un œuf de poule. Il est rare d'en trouver un seul. Leur nombre est presque toujours considérable dans un organe. Suit la description des tubercules du mé-

(1) Journal de méd. et de chir., germinal an XI, t. VI, p. 3 : Remarques sur les tubercules.

sentère, des ganglions, de la prostate, etc. « La lésion simultanée de plusieurs organes atteints de la même façon, paraîtrait indiquer, dit-il, que la nature de tous les tubercules est identique; elle montre qu'il existe souvent dans l'économie une disposition particulière qui détermine leur formation. »

Et il ajoute, résumant son opinion : « On voit par tout ce qui a été dit, que le véritable caractère distinctif des tubercules est de présenter une matière intérieure qui est d'abord organisée manifestement et solide, et qui, après avoir perdu presque toute son apparence organique, finit par se ramollir successivement de l'intérieur à l'extérieur. »

Dans un second mémoire, publié deux ans plus tard (1), Bayle complète sa doctrine. Il s'agit de ce qu'il appelle *l'induration blanche* des organes. Il y en a trois : la fibreuse, la tuberculeuse, la cancéreuse. L'induration tuberculeuse est de nature albuminoïde. Les parties altérées sont d'un blanc mat, citrines, et uniformes en général, et leur aspect varie suivant les degrés qui sont au nombre de trois. Le premier est caractérisé par une teinte blanche, blanchâtre ou même grise. Dans le second, l'opacité et la densité augmentent, tandis que décroissent la cohérence et l'élasticité : la partie est même manifestement organisée, et par une forte pression elle se rompt en petites masses irrégulières, au milieu desquelles on peut encore reconnaître du tissu

(1) Journal de médecine, t. IX,

cellulaire et des vaisseaux. Au troisième degré, l'organisation disparaît, et la partie se ramollit de l'intérieur à l'extérieur, tandis qu'il se forme du pus plus ou moins épais, dans lequel on trouve de petits amas solides, mollasses, irréguliers, gris ou blanchâtres et comme caséeux.

Et cette dégénérescence tuberculeuse peut s'observer sur tous les organes y compris les muqueuses et surtout les ganglions lymphatiques. De plus, il y a une forme miliaire de la dégénérescence tuberculeuse, comme du tubercule enkysté. Il est évident qu'il y a là confusion avec les altérations dites scrofuleuses des ganglions. Et pourtant, chose remarquable, Bayle ne prononce pas encore le mot de scrofule. Quelques années plus tard, paraît son célèbre ouvrage intitulé : *Recherches sur la phthisie pulmonaire*, publié en 1810. Nous devons nous arrêter un moment sur ce mémoire qui renferme, ou à peu près, toutes les idées de Laënnec.

Bayle définit d'abord la phthisie pulmonaire, ou tout simplement la phthisie, « toute lésion du poumon qui, livrée à elle-même, produit une désorganisation progressive de ce viscère, à la suite de laquelle surviennent son ulcération et enfin la mort. »(1) C'est à peu de chose près, la définition ancienne. Cela posé, il admet six sortes de phthisies : la tuberculeuse, la granuleuse, l'ulcéreuse, la mélanotique, la calculeuse et la cancéreuse. Les deux premières seules doivent nous

(1) Bayle, Recherches sur la phthisie pulmon., ch. 1 ; 1810

occuper, les autres concernant soit le cancer, soit la gangrène du poumon.

Qu'on le remarque, voici nettement tranchée ici la distinction entre les tubercules enkystés ou non d'une part, et les granulations. Bayle s'exprime ainsi à propos de la phthisie granuleuse : « Cette « espèce est assez commune, quoiqu'il n'en soit pas « fait mention dans les auteurs. Les poumons sont « garnis de granulations miliaires transparentes, « luisantes. Elles paraissent de nature et de con- « sistance cartilagineuse : leur volume varie depuis « la grosseur d'un grain de millet jusqu'à celle « d'un grain de blé ; elles ne sont jamais opaques et « elles ne se fondent pas. Ces divers caractères les « distinguent parfaitement des tubercules miliaires « qui ont le même volume, mais qui sont toujours « gris ou blancs et opaques, et qui finissent toujours « par se fondre en totalité. » Quant à ce qui est du rapport supposé entre la scrofule et le tubercule, Bayle s'exprime là-dessus, très-nettement, dans un dernier mémoire, de deux ans postérieur au précé- dent.

« Il est certain, dit-il, qu'on voit les tubercules « se développer chez un très-grand nombre d'indi- « vidus qui sont atteints du vice scrofuleux ; mais « on les voit aussi se former chez quelques sujets « qui ne paraissent point scrofuleux ; on peut donc « prévoir que le principe scrofuleux et le principe « de la dégénération tuberculeuse ont beaucoup de « rapports, quoiqu'ils ne soient peut-être pas iden-

« tiques. (1) » Et il ajoute : « Nous désignerons
« donc la cause des tubercules, quelle qu'elle puisse
« être, sous le nom de principe de la *dégénération*
« *tuberculeuse.* »

Laënnec, nous le répétons, ajouta en réalité peu
de chose à ce qu'avait dit Bayle. Si à première vue
les deux doctrines sont séparées par une abîme, il
est aisé de s'apercevoir que le premier ne fit guère
qu'émonder et épurer le second. Laënnec, en effet,
élimine du cadre de la phthisie les cinq dernières
variétés de Bayle : il ne conserve que la phthisie tuberculeuse : ou plus exactement, le mot phthisie
devient pour lui synonyme de tubercules dans le
poumon (2).

Or les tubercules, d'après lui, se présentent sous
deux formes offrant elles-mêmes plusieurs variétés,
mais qui ne sont que des phases de développement.
Ces deux formes sont : le tubercule isolé, l'infiltration tuberculeuse. Le *tubercule isolé* présente les
qnatre variétés suivantes : Tubercule miliaire,
tubercule cru, granulation tuberculeuse', tubercule enkysté. Les granulations miliaires sont ad-
mises là comme pour faire plaisir à Bayle ; au
fond ce sont des tubercules miliaires, dont elles
subissent toutes les transformations. L'infiltration
tuberculeuse (dégénérescence de Bayle) présente
trois formes : l'amorphe, la grise, la jaune. Tout

(1) Mémoire sur la phthisie pulmonaire, lu à l'Athénée de
méd. de Paris, le 27 juin 1812.
(2) Laënnec, Auscultation médiate.

cela pouvant jaunir, se ramollir et aboutir finalement à la formation de cavernes.

Et quelle est la cause du développement des tubercules ou de la phthisie pulmonaire? *Une aberration de nutrition dont la cause réelle est inconue*. Et les phénomènes de la phthisie, les ulcérations, les cavernes peuvent-ils être produits par quelque chose en dehors des tubercules, par l'inflammation? Non. L'inflammation peut bien se déclarer, mais autour des tubercules et postérieurement, et c'est *uniquement la fonte de ces tubercules* qui produit le ramollissement du tissu pulmonaire et les cavernes.

Arrêtons-nous en instant. Voilà dans toute sa simplicité la doctrine de Laënnec : «Elle s'est imposée, s'écrie M. Bouchard dans un récent et très-remarquable mémoire, et quoi qu'on en dise, elle est le fond commun sur lequel a vécu non-seulement la médecine française, mais la médecine universelle, jusqu'à ces dix dernières années. Elle a résisté aux attaques de Broussais qui, sur ce point, avait peut-être saisi une grande partie de la vérité; et malgré le travail de décomposition que lui font subir les recherches histologiques modernes, elle domine encore la pratique» (1). Et même elle compte encore des défenseurs plus enthousiastes que réfléchis : témoin le récent discours à l'Académie de médecine de l'honorable M. Barth.

---

(1) Ch. Bouchard, Tuberculose et phthisie pulmonaire. Gazette hebdomad., 1868.

Mais à l'encontre et en regard de Laënnec s'élève un homme qui mérite mieux que lui le nom de génie médical de l'époque, et auquel la génération actuelle tend de plus en plus à rendre l'éclatante justice qui lui est due. Broussais (1), dans la question de la tuberculose, vit plus clair que ses contemporains et que son illustre rival. Chez lui se retrouve entière, sinon dans tous ses détails, la doctrine moderne de la tuberculose. Les tubercules, comme les autres tumeurs, sont pour lui des produits de l'irritation, de l'inflammation ; voilà le germe de la théorie de M. Virchow, seulement avec des modifications si grandes dans le détail et une telle précision dans les preuves, qu'on peut dire de ces deux hommes que leur gloire est égale.

M. Louis (2) n'ajoute rien à la doctrine de Bayle et de Laënnec. Ardent promoteur de la méthode empirique et numérique, qui peut avoir du bon, pourvu qu'on n'en abuse pas, il arriva tout au plus à cette conclusion, déjà indiquée avant lui : que les tubercules sont plus fréquents au sommet que dans le reste de l'étendue des poumons.

Cependant les idées de Bayle et de Laënnec progressaient lentement à l'étranger. Le type tubercule parvenait difficilement à se faire une place distincte à côté de la scrofule. Meckel (3) range les écrouelles,

(1) Phlegmasies chroniques et examen des doctrines médicales, t. IV; 1820-30.
(2) Recherches anatomo-patholog. sur la phthisie.
(3) Handbuch der Path. anat, t. II, p. 399; 1818.

les tubercules où nodules sous la dénomination
commune de scrofules, tout en admettant dans le
détail les vues de Bayle; de même Otto (1), dans son
Anatomie pathologique. Un auteur anglais, très-cir-
conspect, dit M. Virchow, Alison (2), dit, dans un
mémoire sur les maladies scrofuleuses : « La phthisie
des jeunes gens doit être regardée comme une affection exclusivement scrofuleuse. »

Puis, peu à peu, la scrofule tendit au contraire à
être englobée dans la tuberculose, au point que
M. Rilliet et Barthez, dans leur *Traité des maladies
des enfants*, purent écrire ces lignes : « Nous élimi-
nerons donc de la scrofule toutes les maladies qui
ne sont pas tuberculeuses : ou plutôt nous aimerions
mieux voir retrancher de la nosologie le mot *scrofule*
pour le remplacer par celui de *tuberculisation*. »

A peu près vers cette époque doivent se placer les
travaux d'Andral (3), de Magendie (4) et de Cruveilhier (5). Ces auteurs émirent l'opinion que la
tuberculose est un produit de sécrétion, par conséquent originairement liquide. Maintenant, com-
ment se fait l'épaississement? D'après Engel (6) un
exsudat se tuberculise tout simplement, en perdant
une partie de son eau.

(1) Leherbuch der an. Path. ; Berlin, 1830.
(2) Transactions of the med.-chir. Society (Edimb.), 1824.
(3) Anatomie pathologique.
(4) Journal de physiologie, t. I; 1821.
(5) Nouvelles bibliothèques médic., 1826.
(6) Archiv für phys. Heilkunde ; Wien, 1843.

En Allemagne, et en dehors de cette phase peu intéressante que nous venons de signaler, la distinction et la séparation de la tuberculose et du tubercule se faisait jour peu à peu. Nous allons voir maintenant l'état dit actuellement *caséeux*, parfaitement désigné déjà par Bayle et Laënnec (état homogène, blanc, jaunâtre, friable, etc.) prendre une importance de plus en plus décisive au point de vue de la détermination du tubercule.

Authenrieth (1) distingue et décrit à part la scrofule et le tubercule. Pour lui, la production tuberculeuse consiste dans la transformation de toute une portion de tissu, y compris les nerfs et les vaisseaux, en une matière inorganique et homogène, « matière blanche, graisseuse, qui tient le milieu, quant à l'aspect, entre l'albumine coagulée et le fromage. » Quant à la scrofule, il y en a plusieurs variétés, parmi lesquelles, en première ligne, se place la scrofule stéatomateuse. La matière albumineuse répandue dans les glandes peut devenir alors caséeuse, stéatomateuse; elle peut, comme le tubercule, se fondre et suppurer à partir du centre.

Schœnlein (2) précise davantage. C'est dans cet auteur que l'on voit employée pour la première fois l'expression de tuberculose. Pour lui, le tubercule consiste en une écorce et un noyau, et il se développe à la façon des entozoaires. Le noyau est d'a-

(1) Syst. der berühmten aerzte und Prof.; Würzburg, 1836.
(2) Allgemeine und specielle Pathologie und Therapie, t. III; 1837.

bord clair, demi-transparent, plus tard il devient trouble, opaque et graisseux. La masse consiste alors en « un tissu de cellules entremêlées de fibres, dans lequel est contenu le produit caractéristique avec sa structure propre. » Quant à la scrofule, elle consiste, d'après Schœnlein, en une transformation toute chimique, en une matière sans trace d'organisation, contrairement au tubercule.

Dès lors on avait définitivement et généralement admis l'existence d'éléments spéciaux, spécifiques, les tubercules, constituant par leur présence et leur évolution la tuberculose. Il n'y manquait plus que la consécration par le microscope, dont l'usage commençait à s'étendre : elle ne se fit pas attendre.

Sous l'influence du spécifisme et de l'hétéromorphisme, un homme se rencontra, qui crut pouvoir, et de bonne foi assurément, apporter la preuve palpable et faire toucher du doigt ces produits de l'ontologisme et de l'imagination. En 1844, M. Lebert publia ses recherches sur le tubercule (1) : il avait découvert l'élément tuberculeux. C'étaient, d'après lui, de petits corps ovoïdes ou anguleux, irréguliers, du diamètre de $0^{mm},005$ à $0^{mm},007$. Ils sont jaunâtres, sans noyau, ne renfermant à la place que quelques granulations : on peut, dit-il, les considérer comme une des formes les plus simples de la cellule, consistant dans une enveloppe avec un contenu semi-fluide. On trouve ces corpuscules en

(1) Archives de Muller, 1844.

général dans le tubercule jaune caséeux, aussi bien que dans les granulations grises.

Peu importe, après cela, que M. Lebert parle de la tuberculisation possible des ganglions lymphatiques dans la scrofule, qu'il affirme entre ces deux dyscrasies l'existence de la plus étroite parenté; le tubercule et la tuberculose de Bayle et de Laënnec ne se trouvaient pas moins confirmés en apparence.

Désormais le tubercule, l'état jaune caséeux avaient paru recevoir une éclatante consécration. Il semblait qu'il n'y eût d'autre phthisie pulmonaire que la tuberculeuse, ou plutôt ces deux termes étaient synonymes. De plus la tuberculose prenait pied, et s'établissait décidément à côté de la scrofule de Beaumes et de Lugol. Mais tout n'était pas fini : une révolution se préparait dans la pathologie générale, qui allait changer la face des choses et renverser, avec l'échafaudage de l'hétéromophisme, la doctrine de Laënnec et de Lebert. Ici, mais ici seulement, se termine la période historique : nous entrons maintenant dans le vif de la question.

SECONDE PARTIE

LE TUBERCULE ET LA PHTHISIE : ÉTAT ACTUEL DE LA
QUESTION.

En même temps que le tubercule, on plus exactement le nodule caséeux (1), prenait rang dans la
nosologie, une lésion pointait dans le lointain, qui
d'abord confondue avec lui, était destinée à le sup-
planter et à occuper, justement cette fois, sa place
et son nom.

I. Déjà nous avons vu Bayle décrire, à côté de la
phthisie tuberculeuse, la *granuleuse*. Mais c'est dans
Bichat que se trouvent les premières mentions sé-
rieuses des granulations. Parlant d'une éruption
qu'il a rencontrée sur le péritoine, il s'exprime
ainsi : « Cette membrane alors est extrêmement
rouge dans toute son étendue ; mais du fond s'élè-
vent de petits tubercules extrêmement variables
dans leur figure. On les trouve pleins d'une *substance stéatomateuse* et ils sont presque toujours ac-
compagnés d'hydropisie. Il est possible, ajoute-t-il

(1) Nous sommes bien obligé d'employer ici l'expression
tubercule, bien qu'en réalité ce titre doive être réservé à la
seule granulation : nous ne serions pas compris autrement.
Mais nous appelons l'attention du lecteur sur cette amphibo-
logie forcée et à laquelle nous ne pouvons encore nous dérober, tant que les esprits ne sont pas définitivement fixés.

plus loin, que ce ne soit là qu'une forme particulière d'inflammation (1). »

M. Gendrin, surtout, s'attache à séparer du tubercule les granulations des membranes séreuses. Elles ne sont jamais enkystées, dit-il : jamais elles ne se ramollissent ni ne suppurent. « Ce sont de petits points blanchâtres, aplatis, d'un très-petit volume faisant saillie à la surface perspirable. Ils semblent soulever un épiderme plus mat et plus blanc que la séreuse elle-même : ce qui prouve qu'ils existent dans l'épaisseur de cette membrane. Autour de ce point, il y a toujours une légère injection. En incisant les membranes, on reconnaît aux points divisés que la séreuse est infiltrée, au niveau de la granulation, d'une matière blanche, etc. (2). »

Et plus loin, il caractérise ainsi la différence entre la granulation et le tubercule : celui-ci étant habituellement volumineux, siégeant, non dans l'épaisseur de la séreuse, mais bien dans la pseudo-membrane formée en même temps que lui ; de plus il est constamment enkysté.

Lobstein, un de ceux qui, sous l'influence probablement de Broussais, avaient pressenti les doctrines modernes, range les tubercules et les granulations parmi les produits inflammatoires. « Les granulations se rencontrent surtout, d'après lui, sur les

(1) Bichat, Dernier cours d'anatomie path., édit. Boineau, 1825.

(2. Gendrin, Histoire des inflammations, t. I, p. 164; 1826.

membranes séreuses. Leur nombre est très-considérable; leur volume varie depuis celui d'un grain de millet, jusqu'à celui d'une pustule de variole. Elles sont rarement isolées, mais plutôt confluentes. Elles se distinguent du tubercule par la faculté qu'elles possèdent de s'organiser et de se transformer en un tissu analogue à celui qu'elles occupent » (1).

Dans ses recherches sur l'encéphale, Lobstein insiste également sur la distinction des granulations. « Leur structure, dit-il, leur faculté de se transformer en tissu fibreux et même osseux, les séparent des tubercules aussi bien que leur tendance moindre à la suppuration » (2).

Les choses restaient en l'état, quand parurent, en France, les intéressantes recherches de M. le professeur Robin (3). Dans un travail, en collaboration avec M. Lorain, sur les granulations des poumons, des méninges et des reins, cet auteur établit que ces granulations, complétement organisées, ne sont ni des tubercules, ni le 1ᵉʳ degré de la tuberculisation, mais qu'elles ont une structure propre et une marche indépendante. Pour le dire de suite et n'y plus revenir, c'est là le point de départ et le résumé du livre de M. Empis sur la *Granulie*.

(1) Lobstein, Anatomie path., t. I, p. 244; 1829.
(2) Lombard, Recherches anatomo-patholog. sur l'encéphale et ses dépendances, t. III, p. 59; 1834.
(3) Bulletin de la Société de biologie, 1854.

M. Vulpian se rattache d'abord à cette opinion (1).
Mais, quelques années après, et nous citons ici
M. Virchow, M. Vulpian se convainquit qu'il y avait .
là une erreur. Il reconnut (2) que les éléments des
granulations grises subissent au bout d'un certain
temps une métamorphose régressive, et il conclut :
que les granulations grises ne sont pas un produit
morbide distinct des tubercules ; elles constituent
la première phase de leur développement. Comme
on le voit, ajoute M. Virchow, c'est en gros le point
de vue de Laënnec et de Lebert, en particulier le
mien, comme l'auteur le remarque très-bien » (3).
C'était rentrer, au fond, dans la véritable voie :
c'était la tendance déjà caractérisée à ne voir le vrai
tubercule que dans la granulation.

II. Mais, en même temps que la granulation prenait une influence de plus en plus prépondérante,
le tubercule, l'état caséeux perdait peu à peu, en
Allemagne, tout son prestige. Et à ce propos, qu'on
nous pardonne si nous ne sommes pas absolument
clair. Il y a là deux ou trois faits, deux actions
distinctes au moins à mener parallélement : l'histoire de la science, quoi qu'on en dise, est souvent
plus compliquée que le roman du plus fécond écri-
vain. Les travaux de Reinhard, de M. Virchow
avaient paru.

(1) *Idem*, 1856.
(2) Bulletin de la Société de biologie, 1861
(3) *Loc. cit.*

Reinhard (1) arriva à conclure que les soi-disan productions tuberculeuses ne sont que des produits de l'inflammation altérés, dégénérés, et particulièrement du pus épaissi. C'était là un pas immense; mais, d'autre part, c'était aller trop loin et méconnaître l'existence réelle d'un produit spécial, la *granulation, le vrai tubercule*. M. Virchow allait compléter et dégager les vues de Reinhard.

A l'exemple de celui-ci, il chercha d'abord à montrer que l'existence d'un état caséeux (*Verkäsung*) n'apprend absolument rien sur la nature de la maladie, dont cet état est le produit. Cet état était cependant devenu peu à peu la caractéristique de la matière tuberculeuse ou scrofuleuse; et dans ce sens, on peut dire avec M. Virchow que Craigie (2) avait eu toute raison de nommer *tyroma* la matière caséeuse des ganglions lymphatiques (τύρος, fromage) et de remplacer l'expression tuberculisation par celle de *tyrosis*. Du reste la chose est assez importante pour que nous laissions ici la parole au professeur de Berlin, qui va nous exposer lui-même les phases par lesquelles ont passé ses recherches :

« Tous mes efforts depuis vingt ans ont été dirigés dans un autre sens. Je me suis appliqué à combattre l'erreur fondamentale qui depuis Bayle domine l'histoire de la tuberculose, et avant lui celle de la scrofulose, erreur que les travaux de Lebert

(1) Arch. fur path. an., t. l.
(2) Patholog. gén. et anat. ; Édimburgh, 1848.

ont ranimée, et qui consiste à reconnaître dans la matière caséeuse quelque chose de spécifique. J'ai d'abord montré dans l'histoire du développement du cancer, que certains points caséeux qu'on y remarque, et qui pour Bayle ne seraient pas autre chose que du tubercule, sont tout simplement du tissu cancéreux en détritus, et disposé par amas épais. J'ai nommé, d'après cela, ce processus de la formation caséeuse, métamorphose *tuberculoïde*.

« Lebert s'est rangé sur ce point à mon opinion et a créé la métamorphose *phymatoïde*. Mais, à cette même place, j'avais aussi établi que ce processus n'est nullement spécial au cancer, ayant constaté plus d'une fois dans les métastases du foie, les caries des os et les abcès prévertébraux, dans les bronches engouées, des transformations identiques, confondues avec le tubercule, tandis qu'il ne s'agissait dans l'espèce que de pus épaissi.

« Plus tard, dans un mémoire sur la tuberculose et ses rapports avec l'inflammation, la scrofulose et le typhus (2). j'ai montré qu'un processus tout-à-fait analogue s'observe dans le tubercule ; qu'au début, à l'état de granulation grise il est organisé; que ses éléments proviennent par *prolifération* du tissu préexistant : que plus tard il meurt, se détruit, s'épaissit et subit en un mot cette même transformation tuberculoïde, que j'avais d'abord constatée pour

(1) Archiv., 1847, p. 172.
(2) Würzb. Verhandlung, 1850, Bd. I, p. 84.

le pus et le cancer. Les corpuscules tuberculeux de Gluge et de Lebert n'étaient que les noyaux altérés des éléments détruits (j'eusse mieux fait de dire, en partie les noyaux, en partie les éléments eux-mêmes). Je montrai plus loin que, dans les ganglions scrofuleux, il se fait d'abord une hyperplasie de tissu cellulaire, qui subit plus tard, par la destruction et l'épaississement des cellules, la métamorphose tuberculoïde. J'établis la même chose pour le typhus. J'affirmai que la métamorphose tuberculoïde, n'est nullement le signe d'un processus spécifique, d'une texture particulière. »

« L'année suivante, 1851, j'établis que la formation des cavernes dans le poumon a lieu de différentes manières, et n'appartient nullement en propre à un processus spécial. Je résumai ainsi mon opinion sur le tubercule : « La tuberculisation ou la métamorphose tuberculeuse consiste en une transformation particulière des tissus d'ancienne aussi bien que de nouvelle formation : il y a disparition des phénomènes de nutrition et de développement, mortification, nécrose des éléments, avec résorption consécutive des liquides ambiants, et dessiccation des parties privées de sucs nourriciers. Cette métamorphose se rattache à la *dégénerescence* graisseuse, cireuse, athéromateuse, aussi bien qu'à la *calcification*, nullement à l'inflammation, à l'hydropisie, à la suppuration, ou au cancer. Le processus, en vertu duquel se forment les tissus de tuberculisation, prend le caractère tantôt de l'hypertrophie simple, tantôt de la suppuration, tantôt de la formation cancéreuse ou sarcomateuse, tantôt de l'infiltration du typhus ou de la morve. Il y a donc une tuberculisation inflammatoire, cancéreuse, typhoïde, sarcomateuse, etc. » A côté de la *tuberculisation*, je désignai sous le nom de *tuberculose* « le processus général de la maladie qui réalise les conditions de troubles locaux de la nutrition, avec les changements pouvant en résulter dans les exsudats, aussi bien que dans la formation et les métamorphose des cellules. « J'ajoutai que la scrofulose est la maladie constitutionnelle qui produit le plus souvent la tuberculose, c'est-à-dire les altérations locales avec leur terminaison régulière par la tuberculisation. » « A cette époque, j'étais encore sous l'impression des anciennes doctrines. Cependant peu à peu les nouvelles idées prenaient rang, et devenaient indépendantes. Dans le mémoire sur la différence entre la phthisie et la tuberculose (1) que je publiai en 1852, je m'expliquai plus clairement. Je m'étais convaincu que les expressions tuberculisation et métamorphose tuberculeuse étaient préjudiciables pour tout le monde, et je leur substituai celle de *métamorphose caséeuse*. Ce ne fut pas davantage pour moi que, comme la *tyromatose* pour Craigie, une expression pour désigner la formation du tubercule. Je déclarai positivement » que le tubercule, le produit spécial, granuleux et organisé, peut dans certaines conditions devenir caséeux, comme

(1) Würzb. Verh., Bd. III, p. 98.

dans d'autres cas le pus, le cancer, le sarcome ou
les masses typhiques : mais que l'état caséeux n'est
pasle moins du monde caractéristique du tubercule:
c'est seulement une de ses formes les plus fréquentes
de transformation (1). »

« J'avais alors complétement abandonné la doctrine traditionnelle de l'état caséeux. La métamorphose caséeuse, ou si l'on veut une expression plus
courte ou plus savante, le tyrosis (*Verkœsung*), était
devenue une des formes les plus fréquentes des transformations des tissus. De même que ceux-ci peuvent devenir graisseux, *crétacés* ou se putréfier, de
même ils peuvent dans certaines circonstances
devenir caséeux. Et ce même tissu qui peut se cal-
cifier, se ramollir ou se pétrifier peut devenir caséeux. L'état caséeux est une terminaison possible
de différents processus morbides, qui peuvent d'autre part, subir une autre transformation. »

«C'est ainsi qu'on observe des suppurations avec
transformation caséeuse (abcès froids), des hyper-
plasies avec transformation caséeuse (glandes scrofuleuses), des hétéroplasies avec transformation
caséeuse (tubercule, cancer). Dans tous les cas, la
transformation caséeuse (tubercule, cancer) est
une destruction partielle, une nécrose, ou mieux
une nécrobiose. Et lorsqu'un processus montre une
tendance manifeste à la nécrobiose caséeuse partielle, on peut en conclure que *ses produits sont de
nature extrêmement caduque.* »

(1) Handbuch der spec. Path.; 1854, Bd. X, p. 282.

« Maintenant que l'état caséeux nous est connu comme une transformation possible de différents produits morbides, il n'y a plus lieu de se préoccuper davantage de l'erreur de Bayle et d'appliquer le nom de tubercule aux produits caséeux. L'histoire de la phthisie, en particulier, a beaucoup plus affaire à l'hépatisation caséeuse qu'avec le tubercule. Il y a longtemps que j'ai établi cela dans mes leçons (1), et je ne puis qu'engager mes collègues de France à se demander s'ils ne feraient pas mieux de porter leur attention de ce côté. Ne rattachons plus forcément au tubercule l'idée de corpuscule caséeux, laissons aux autres produits morbides la faculté de devenir caséeux, sans y relier pour cela l'idée de tuberculisation : nous ferons ainsi facilement un pas considérable. La granulation grise restera au tubercule, et au moins nous aurons conservé aux mots un certain sens étymologique qui ne sortira plus de la mémoire des médecins. »

Ainsi l'état caséeux perdait décidément ses droits au titre de tubercule, tout en restant, qu'on le remarque bien, l'apanage en certains cas de la phthisie. Le tubercule (et le fait paraît admis par tous les esprits progressifs de l'époque) est désormais la granulation miliaire.

III. Mais, avant de nous étendre davantage sur ce point, il nous faut absolument rappeler quelques

(1) Wiener Wochenschrift, 1856.

théories modernes, sans lesquelles la question reste
incompréhensible : nous le voyons trop en ce moment même. Il s'agit de la théorie de l'inflammation.

La vie, dit quelque part Broussais, ne s'entre-
tient qu'à l'aide d'excitations constantes. Ce grand
homme, auquel on commence enfin à rendre justice,
avait très-bien vu que l'excitation exagérée c'est l'irritation, et que toute irritation est une cause d'inflammation. Voilà une vérité primordiale et éclatante, à la lueur de laquelle s'évanouissent aujour-
d'hui les prétentions de l'humorisme suranné ou
rajeuni. Sous l'influence de ces idées, d'ailleurs
quelquefois mal appliquées par leur promoteur,
M. Küss de Strasbourg (1), publia, en 1845, un mémoire important dans lequel le travail inflammatoire est représenté comme un trouble nutritif pouvant se produire dans tous les tissus vivants. Ce
mémoire, il faut bien le dire, restait inaperçu, était
menacé de l'oubli. M. Virchow, reprenant directe-
ment l'idée de Broussais, mais avec des aperçus et
des détails absolument neufs, fut le véritable fonda-
teur de la doctrine actuelle, laquelle a été admirablement résumée par M. Vulpian dans son dernier
cours.

« L'inflammation, dit le professeur d'anatomie
pathologique (2), n'est pas autre chose que l'irrita-

(1) Küss ; Strasbourg, 1845.
(2) Cours d'anat. patholog., 1867.

tion anormale ou exagérée de la matière organisée. Les végétaux peuvent s'enflammer : une galle de chêne est de même ordre qu'une papule.

« Soit une cellule adulte, complétement développée : elle doit recevoir les matériaux nutritifs qui vont subir une certaine modification, perdre une certaine quantité de sucs devenus impropres à la nutrition : le tout ayant pour résultat le maintien de l'équilibre. Qu'une irritation survienne : les matériaux vont éprouver un trouble moléculaire matériel : ils vont pénétrer en plus grand nombre, ou en mauvaise qualité, à travers la paroi modifiée sous la même influence. Cette cellule souffrante, surchargée, est enflammée : c'est le premier pas, et le plus essentiel du processus inflammatoire. »

C'est ce qu'on a désigné, en Allemagne, sous le nom de *tuméfaction trouble*, état auquel va succéder la prolifération, la multiplication des éléments, le néoplasme.

Mais, de plus, ces éléments, lorsqu'ils prolifèrent, se présentent sous l'aspect de noyaux et de petites cellules : ou plutôt de noyaux entourés d'une petite masse de protoplasma, tels qu'on les observe surtout dans les granulations qui forment les bourgeons charnus. D'où les noms de tissu de granulation, tissu de bourgeons charnus, ou de cellules indifférentes, tissu embryonnaire, etc. Car c'est là l'origine des tumeurs, et néoplasmes les plus variés dans la suite : mais dont les éléments semblent, au début, revenir à l'état embryonnnaire pour subir un développement ultérieur.

Le *tubercule*, c'est-à-dire la granulation grise est un de ces néoplasmes; et c'est, dit M. Virchow (1), une néoplasie misérable dès son début. Et voici sommairement en quoi il consiste.

Dans le poumon, sous la plèvre, dans toutes les séreuses et les parenchymes, quelquefois on rencontre, sur certains cadavres, un nombre variable de petits nodules de la grosseur d'un grain de mil ou de blé en général. Quelques-uns atteignent le volume d'un grain de chènevis; enfin, ces nodules peuvent, *par leur accumulation*, constituer des masses plus considérables. Laissons de côté ceux des organes en général, et bornons notre étude au poumon.

C'est aux dépens du tissu conjonctif interstitiel, d'après M. Virchow, et plus particulièrement aux dépens des noyaux de la tunique adventice des petits vaisseux (Rindfleisch, O. Weber, Cornil) que se développe la granulation. On peut voir dans le premier volume de *Chirurgie* de Pitha et Billroth (*Maladies des tissus*, par O. Weber) une figure qui donne une très-parfaite idée du phénomène : elle est reproduite dans l'ouvrage de MM. Hérard et Cornil. On ne peut mieux comparer cela, comme aspect, qu'aux corpuscules de Malpighi de la rate accolés aux vaisseaux.

Chaque granulation tuberculeuse est formée de

(1) Pathologie cellulaire, p. 400.

noyaux, cellules et granules que l'on peut catégoriser en trois zones.

1° Une zone externe : ce sont les éléments de tissu conjonctif proliférant à la façon ordinaire. On y voit (à un grossissement de 300 diamètres) les cellules étoilées, les corps fusiformes, multipliés et renfermant chacun 2, 3 et jusqu'à 15 ou 20 noyaux destinés à constituer autant de jeunes éléments.

2° Une zone moyenne comprenant les cellules et noyaux caractéristiques. Ce sont de petits éléments ne dépassant guère $0^{mm},08$ de diamètre ; noyaux simples ou entourés d'une petite masse de protoplasma (cytoblastions de M. Robin), ressemblant de tous points aux éléments de la lymphe, et soit un peu plus petits que ceux des bourgeons charnus et des granulations.

3° Une partie centrale, composée de quelques-uns des éléments en voie de destruction, surtout de granulations protéiques et graisseuses : les dernières en majorité considérable; car, tandis que l'acide acétique éclaircit légèrement la préparation, l'éther les fait complétement disparaître.

Ajoutons qu'on peut rencontrer çà et là quelques fibres élastiques, restes de la trame des vésicules.

Un individu peut succomber avec le poumon et la plèvre farcies des granulations précédentes, qu'il y en ait ou non dans les autres séreuses et parenchymes, et sans qu'il existe d'état caséeux dans le poumon, ni ailleurs (1). Voilà ce qu'il faut désor-

(1) Abstraction faite, bien entendu, de la dégénérescence

mais appeler *tuberculose*, les granulations étant le
éritable *tubercule*.

Et cette tuberculose peut être, quant à la durée,
chronique ou *aigue* (phthisie galopante des auteurs);
quant à l'étendue, *générale* ou *partielle*; quant à la
forme, *typhoïde*, *catarrhale*, *latente* ou *pleurétique*.

Mais, en général, hâtons-nous de le dire, et à
moins de tuberculose aiguë, on trouve dans le poumon d'autres altérations : l'état caséeux et les cavernes. Ces deux cas peuvent exister indépendam-
ment de la présence des tubercules, de même qu'ils
peuvent souvent la compliquer, et réciproquement.
On voit de suite que nous adoptons complétement,
comme la plus claire et la mieux démontrée, la
doctrine de M. Virchow. C'est donc de l'état caséeux
et des cavernes du poumon qu'il nous reste à parler.

IV. En même temps que s'accomplissaient dans
la science les réformes dont nous venons de tracer
l'esquisse, la théorie de la pneunomie subissait, en
rapport avec ces réformes, des modifications pro-
fondes.

On sait que le parenchyme pulmonaire est essen-
tiellement composé d'aréoles ou plutôt d'*infundibula*
à cloisonnements multiples, terminant l'extrémité
des bronchioles. Autour, une trame cellulo-vascu-

granulo-graisseuse de la granulation, laquelle dégénérescence
n'est perceptible d'ailleurs qu'au microscope.

laire constituant le tissu inter-alvéolaire ou interstitiel.

Ici, comme dans tous les organes complexes, on
peut donc observer deux sortes d'inflammations
quant à leur siége :

1° L'inflammation du parenchyme proprement
dit, ou mieux de l'*intérieur des alvéoles*, la *pneumonie
intra-alvéolaire* : c'est le nom qui nous paraîtrait le
plus convenable, étant le plus caractéristique.

Dans la pneumonie intra-alvéolaire, on distingue
deux variétés :

a. La *pneumonie lobaire* ou généralisée à tout un
lobe ou à une portion assez considérable ; elle est
caractérisée à la fois par la prolifération des cellules
de l'alvéole et l'abondance de l'exsudat. Aussi l'ap-
pele-t-on encore *pneumonie fibrineuse*, pneumonie
parenchymateuse : c'est la pneumonie franche, ty-
pique des auteurs.

b. La *pneumonie lobulaire*, analogue, mais limitée,
ou généralisée dans des îlots circonscrits : il y a
plus de tendance à la prolifération des cellules épithéliales. On l'appelle aussi *pneumonie catarrhale*
(broncho-pneumonie).

2° L'inflammation du tissu inter-alvéolaire, la
pneumonie interstitielle, ou extra-alvéolaire. Il y en a
également deux grandes variétés : la *suppurative*
(abcès du poumon par pneumonie fibrineuse, pleu-
résie ou pyohémie), la pneumonie *hyperplastique*,
qui seule nous intéresse ici.

Elle est caractérisée surtout par l'augmentation

du tissu interstitiel, consécutive presque toujours à une pneumonie fibrineuse : les bronchioles et les alvéoles sont peu à peu comprimées.

Or, *toutes ces pneumonies peuvent à l'occasion subir, comme toute inflammation, la dégénérescence granulo-graisseuse, la nécrobiose, allant dans un grand nombre de cas jusqu'à la destruction des tissus, qui prennent dans le poumon le nom de cavernes.*

Voilà une première forme de phthisie ou dégéné-rescence graisseuse et ulcéreuse du poumon. Don-nons de suite un exemple : On sait que la broncho-pneumonie de la rougeole est assez souvent suivie de phthisie. On disait autrefois, et MM. Barth, Briquet et d'autres honorables académiciens disent encore : il y avait des tubercules à l'état latent (cet état latent a toujours joué un grand rôle dans ces sortes de choses), la rougeole a été le *coup de fouet,* (expression également clichée), qui a déterminé l'é-volution rapide. L'anatomie pathologique et la cli-nique disent avec M. Vulpian : « La broncho-pneu-monie de la rougeole aboutit fréquemment à la réso-lution : mais parfois à la nécrobiose (état granulo-graisseux, pneumonie caséeuse), d'où les phthisies consécutives à la rougeole. (1) » De même, quoique plus rarement, la pneumonie lobaire peut devenir caséeuse.

Mais c'est surtout dans le cas où la pneumonie (et elle est souvent catarrhale) a été provoquée par

(1) Vulpian, *loc. cit.*

la présence du sang épanché dans les alvéoles, que la nécrobiose est à craindre. On sait le rôle considérable que Laënnec faisait jouer à l'hémoptysie dans le pronostic des affections pulmonaires. Combien de jeunes gens se sont crus perdus, et encore à l'heure actuelle, pour avoir expectoré quelques caillots plus ou moins abondants? Et l'on sait avec quel effroi les malades vous annoncent qu'ils ont craché du sang, lorsque même ils osent en faire l'aveu. Comme l'autruche qui se cache la tête sous l'aile, ils se croient volontiers sauvés s'ils taisent au médecin un symptôme qu'ils voudraient se dérober à eux-mêmes.

Il faut bien rabattre de ces craintes. Car si l'hémoptysie est un signe redoutable, elle n'est pas cependant, comme le croyait Laënnec, l'indice nécessaire de la présence de tubercules, dans l'immense majorité des cas. Seulement, si elle n'est pas en général le signe de la tuberculose, elle peut d'autre part être le point de départ de la phthisie. On voit de quelle importance est cette notion nouvelle, au point de vue du pronostic et du traitement.

C'est M. Niemeyer qui a dernièrement insisté sur ces faits. Souvent, après une hémoptysie, on constate les signes évidents d'une pneumonie. Puis tout peut rentrer dans l'ordre. Ou, dans d'autres cas, les phénomènes chroniques persistent et on voit peu à peu se manifester tous les signes d'une phthisie, la formation de cavernes, etc.

1868. — Barrier.

Enfin, la pneumonie interstitielle peut également subir une dégénérescence granulo-graisseuse, envahissant tout un lobe, et dans ce cas on peut alors trouver à l'autopsie des cavernes considérables. *La phthisie des aiguiseurs* serait cette pneumonie, avec la présence de particules silicaires en plus.

Mais, en dehors de ces pneumonies à marche ordinaire au début, à transformation granulo-graisseuse ensuite, il parait y avoir une autre forme se produisant d'emblée chez les individus lymphatiques, à mauvaise constitution, dits *scrofuleux* en un mot. Je dis : il paraît, car cette pneumonie caséeuse, phthisie scrofuleuse de Virchow, n'est pas admise par tout le monde, et en particulier par Niemeyer. Voici néamoins ce qui se passe.

Chez des sujets, prédisposés par l'hérédité surtout, on voit souvent se développer des pneumonies chroniques caractérisées à leur début par des proliférations et des exsudats. Seulement tous les éléments sont abondamment pénétrés de liquide et nullement graisseux : d'où, à la coupe, un aspect gélatineux, frai de grenouille. C'est un des modes de l'infiltration grise de Laënnec.

Puis, au bout de quelque temps, nécrobiose, état granulo-graisseux, en un mot pneumonie caséeuse (infiltration jaune), caverne, etc.

Voilà quelles sont les causes, quel est le processus de l'ulcération pulmonaire, qui seule, d'après nous, doit conserver le nom de phthisie. Mais le tubercu.e peut, plus rarement qu'on ne le croyait, occasionner la formation de cavernes, et ainsi accessoirement la phthisie. Le plus souvent la tuberculose, partielle ou générale, amène la mort avant que ces altérations ne se soient produites.

Avant d'aller plus loin, il nous faut mentionner une opinion qui s'est produite tout récemment touchant la structure du poumon, dont la modification entraînerait des conséquences considérables dans l'interprétation des faits pathologiques. Un observateur, dont nous aurons bientôt à exposer les importantes expériences, nie actuellement l'épithélium des alvéoles.

« Quant à l'existence d'une couche épithéliale recouvrant, comme on le suppose, la surface interne des alvéoles, dit M. Villemin dans son dernier ouvrage, nous avouons qu'elle nous semble entièrement problématique. Trompé par certaines apparences et conduit par des inductions théoriques qui n'avaient rien que de très-rationnel, tant que nous étions resté dans l'ignorance de l'élément cellulaire propre à la paroi vésiculaire, nous avions admis cet épithélium comme bien des auteurs, et nous lui avions fait jouer un rôle dans la production du processus tuberculeux : mais aujourd'hui les faits observés nous semblent devoir être interprétés autrement (1). »

Et que résulte-t-il de cette nouvelle manière de voir ? Un corollaire extrêmement important. Pour

_____

(1) Études sur la tuberculose, p. 136.

M. Villemin, les nodosités intra-alvéolaires, à dégénérescence graisseuse, (pneumonie caséeuse), les
tubercules extra-alvéolaires sont identiques. En
effet, plus de cellules épithéliales, partout, en dedans comme en dehors, des corpuscules de tissu
conjonctif (cellules plasmatiques, embryoplasti-
ques). Donc que la prolifération ait lieu en dehors
ou en dedans, sous forme de nodus ou d'infiltration, elle est toujours de même nature, et la pneumonie caséeuse fait partie de *la tuberculose* au même
titre exactement que la granulation.

Seulement, on peut se demander si M. Villemin
ne se fait pas cette fois encore illusion à lui-même,
trompé par certaines apparences et conduit par des
inductions théoriques et surtout expérimentales :
car il est certain que la disposition de l'épithélium
pulmonaire et l'interprétation ci-dessus cadrent
admirablement avec les derniers résultats des ino-
culations.

V. Quoiqu'il en soit, il y a lieu de se demander
maintenant quelle est la nature intime de ce processus pneumonie caséeuse et tuberculose, et quel
est le lien qui les unit.

Pour M. Villemin, comme nous venons de le
voir, il y a identité complète : les noyaux de pneumonie caséeuse et les granulations sont identiques.
Il est bien forcé d'admettre cependant que les caractères essentiels de la granulation, telle que nous
l'avons décrite, ne se retrouvent pas dans les masses

caséeuses des alvéoles. « Les tubercules, siégeant
dans les alvéoles du poumon, ne donnent pas aussi
constamment que ceux des membranes fibreuses
denses des cellules de petites dimensions sans mélange de globules volumineux, mais il y a peut-
être lieu d'attribuer dans ce phénomène une part
à la texture lâche ou serrée des organes. D'autre
part, les cloisons alvéolaires sont extrêmement
minces, surtout à leur partie centrale, et lorsque
les cellules qui y sont enchassées s'hypertrophient
et prolifèrent, elles se détachent souvent et tombent
dans la cavité de la vésicule. Là, plus qu'ailleurs
elles sont isolées et appauvries de sucs, par suite de
la disposition des vaisseaux : pressées les unes
contre les autres, elles se momifient, et se défor-
ment de diverses manières, ce qui a pu les faire
prendre pour des épithéliums (1). » Cela explique-
rait tout au plus l'aspect et le racornissement des
cellules, non leur volume infiniment plus considérable que celui des éléments du tubercule. En
somme, et jusqu'à plus ample confirmation, cette
opinion de M. Villemin sur l'identité du tubercule
et de la pneumonie caséeuse ne nous paraît pas
fondée.

MM. Hérard et Cornil arrivent, d'une façon un
peu différente, à un résultat analogue, je veux dire
à l'unicité des processus. Pour ces auteurs, et
d'une façon succincte, l'état caséeux qui produit sur-

(1) *Loc. cit.*, p. 142.

tout les cavernes, est immédiatement lié à la granulation tuberculeuse qui la détermine ; et dans tous les cas de pneumonie caséeuse, il y a eu, il y a, ou il y aura des tubercules ; ou plutôt, je me trompe, il faut dire simplement, il y a eu, car ils ont, par leur présence, déterminé l'évolution de la pneumonie à caverne, c'est-à-dire de la phthisie.

En vérité, il semble que certains noms et certaines doctrines aient le privilége de s'imposer à la science pour l'immobiliser. Et, par malheur, ce ne sont ni les plus grands noms ni les plus larges dans cette affaire, et malgré les faits, Laënnec fait encore échec à Broussais! Et c'est un spectacle étonnant, apprécié d'ailleurs par nous, avec la modestie qui convient à un élève, que de voir des hommes éminents tourner ainsi sans cesse dans le cercle des idées qui leur ont été inoculées au début de leurs études. Nous disons ici, avec M. Vulpian, qu'il y a des faits incontestables où la phthisie la plus complète s'est montrée sans tubercule cru. La théorie de MM. Hérard et Cornil ne nous paraît donc pas non plus rendre suffisamment compte des faits.

Nous pensons donc, avec M. Virchow, que la tuberculose et les pneumonies à processus nécrobiotique (phthisie) n'ont que des rapports de coïncidences. Maintenant ces pneumonies ont-elles quelque chose de spécial dans leur détermination ? Quelle est, d'autre part, la nature intime du tubercule? Voilà les questions difficiles dont la solution va nous occuper.

Et d'abord, qu'est-ce que le tubercule, la granulation tuberculeuse? Puisqu'il n'y a plus d'hétéromorphie possible, à quel genre de tissu pouvons-nous rattacher cette néoplasie? Deux opinions seulement nous semblent possibles. Il s'agit peut-être d'un tissu de granulation simple, de cellules indifférentes, qui, au lieu de proliférer activement, ne se multiplient que pour se détruire avec rapidité. La chose n'est pas impossible : ce serait une exception à la règle générale qui veut que dans les néoplasies inflammatoires, les cellules de granulations produisent soit du pus, soit des éléments appartenant à tel ou tel tissu ; auquel cas il faudrait admettre un troisième ordre de produit particulier, et ayant quelque analogie avec le pus, le tubercule.

Mais il existe quelque part, dans l'économie, des éléments de tous points analogues à ceux du tubercule. Ces éléments, de plus, peuvent se montrer par hétéroplasie ou homœoplasie, dans certaines maladies, telles que la fièvre typhoïde, par exemple, ce sont les tumeurs lymphatiques, les *lymphômes*.

Que trouve-t-on, en effet, dans la pulpe d'une glande lymphatique, dans la rate, les follicules clos de l'intestin? des noyaux libres, de $0^{mm},005$ à $0^{mm},007$ de diamètre, et des cellules arrondies de $0^{mm},007$ à $0^{mm},009$, plus rarement de $0^{mm},01$, suivant Kolliker (1) ; c'est-à-dire des éléments ayant en

(1) Histologie, p. 630.

moyenne $0^{mm},006$ de diamètre absolument comme
ceux du tubercule. Dans la morve, la syphilis,
la fièvre typhoïde, ces granulations ou lymphômes
se rencontrent avec des caractères qui ne permettent absolument pas de les distinguer du vrai tubercule. Et il nous paraît, avec MM. Virchow et
Fœrster, que celui-ci doit être considéré comme une
tumeur lymphoïde, ses éléments étant identiques en
somme à ceux de la lymphe.

Est-ce à dire pour cela que la morve, la fièvre
typhoïde et le tubercule seront des affections identiques. L'objection n'est vraiment pas sérieuse, et
mérite à peine qu'on la réfute : la circonstance
étiologique joue évidemment ici un rôle prédomi-
nant, nous y reviendrons d'ailleurs. Disons de
suite, à propos des circonstances étiologiques, que
la tuberculose proprement dite, les granulations
paraissent se développer, au contraire, consécuti-
vement à la pneumonie caséeuse, dans la grande
majorité des cas, et que rien ne peut être établi
jusqu'ici, quant à la transmission héréditaire, par
exemple.

En est-il de même pour la pneumonie caséeuse
ou phthisie proprement dite? Est-elle, comme le
veut M. Niemeyer, une affection simplement locale
à laquelle est exposé le sujet le plus sain, à l'occasion d'une hémoptysie par exemple? Ou doit-on,
avec M. Virchow, la rattacher à la diathèse scrofu-
'euse?

Mais qu'est-ce qu'une diathèse? Un mot sur lequel il faut s'entendre. Un article publié dans la *Gazette hebdomadaire* par M. Regnard (1), a fixé nos idées à cet égard. Les conclusions en sont d'ailleurs acceptées intégralement, à ce qu'il nous paraît, dans le récent ouvrage de M. Villemin.

Sous ce nom de diathèse, il ne faut donc entendre que la prédisposition généralisée et effectuée, en dehors d'ailleurs de toute cause spécifique : ou du moins sans qu'elle intervienne nécessairement. Et ainsi, on pourra dire d'un individu couvert d'anévrysmes, qu'il est en proie à la diathèse anévrysmale : et d'autre part qu'un autre est sous le coup de la diathèse syphilitique, ces mots n'exprimant d'ailleurs que des faits, mais plus brièvement.

Et par exemple nous admettrons, si l'on veut, la diathèse scrofuleuse « assemblage confus d'éléments « divers, dit M. Regnard, que je crois pouvoir rap- « porter avec mon excellent maître, M. Velpeau, au « tempérament lymphatique, ou *lymphatisme*, et non « à je ne sais quel vice scrofuleux et spécifique qui « est encore à démontrer. » En ce sens, il est certain que chez un grand nombre d'enfants, et de jeunes gens, nés de parents déjà mal constitués, ou âgés ou syphilitiques, etc. : d'autre part chez ceux que le manque d'air, de lumière ou de nourriture a réduit à cet état de constitution misérable où dominent, comme on disait autrefois, les sucs

(1) Leçon sur l'historique et la nature de la diathèse. Gazette hebdomad., juillet 1867.

blancs (ce qui pourait s'entendre aujourd'hui du
suc parenchymateux conjonctif ou lymphatique,)
chez tous ceux-là, il peut y avoir une tendance à la
production de végétations à processus nécrobiotiques rapides. Et l'on conçoit, sans entrer dans plus
de détails, que la pneumonie caséeuse puisse être
un des cas particuliers de cet état, que nous ne ferons point difficulté d'appeler alors, avec M. Virchow, diathèse scrofuleuse. Nous aimerions mieux
pourtant quelque autre épithète, comme diathèse
caséeuse par ex., excluant toute idée d'ontologisme
et de spécificité.

VI. Mais nous ne sommes pas encore au bout de
notre tâche ; un nouvel élément est venu s'adjoin-
dre à la discussion et la compliquer, peut-être
pour l'éclaircir, bien que cela n'apparaisse pas
encore.

« Le 6 mars 1865, dit M. Villemin (1), nous pre-
« nons deux jeunes lapins âgés de trois semaines
« environ, très-bien portants, tétant encore leur
« mère, et vivant avec elle dans une cage élevée
« au-dessus du sol et convenablement abritée. A
« l'un de ces lapins, nous insinuons dans une petite
« plaie sous-cutanée, pratiquée derrière chaque
« oreille, deux petits fragments de tubercule, et un
« peu de liquide puriforme d'une caverne pulmo-
« naire, pris sur le poumon et l'intestin d'un phthi-

(1) *Loc. cit.*, p. 529.

« sique mort depuis trente-huit heures. Le 30 mars
« et le 4 avril, nous répétons l'inoculation d'une
« parcelle de tubercule.

« Le 20 juin, c'est-à-dire au bout de trois mois et
« quatorze jours, il ne s'est pas produit de change-
« ments appréciables dans la santé de l'animal, il
« avait grandi beaucoup. Nous le sacrifions et cons-
« tatons ce qui suit :

« Une cuillerée à bouche de sérosité dans la cavité
« péritonéale : semis tuberculeux situé le long de la
« grande courbure de l'estomac, établi sur deux
« traînées parallèles, de chaque côté de la ligne
« médiane, et formé de granulations grises, oblon-
« gues très-petites ; plusieurs présentent à leur cen-
« tre un petit point jaune opaque. Dans l'intestin,
« à deux ou trois centimètres de l'estomac environ,
« existe un tubercule de la grosseur d'un grain de
« chenevis. D'autres tubercules, moins gros et moins
« saillants, sont disséminés dans l'intestin grêle.

« Les poumons sont pleins de grosses masses
« tuberculeuses, formées d'une manière apparente
« par l'agglomération de plusieurs granulations ;
« ces masses ont la dimension d'un gros pois ;
« en les incisant, on voit trancher sur la coupe d'un
« gris transparent plusieurs petits points blanc-
« jaunâtre.

« Le lapin frère, qui avait partagé avec le lapin
« inoculé toutes les conditions de l'existence, est
« ensuite mis à mort, et ne présente absolument
« aucun tubercule. »

Telle est la première et fameuse expérience qui a paru provoquer dans la doctrine de la phthisie une révolution terrible, et dans le camp des pathologistes un émoi dont ils ne se sont pas encore remis.

Il n'y eut qu'un cri pour nier les résultats. Et disons-le de suite, ce fut en partie cette fois la faute de l'expérimentateur qui voulut conclure trop vite, et faire immédiatement de la phthisie une maladie spécifique, virulente, inoculable et contagieuse. On fut bouleversé : il y avait de quoi.

On objecta d'abord l'ignorance où l'on est touchant la pathologie du lapin, et on représenta ces animaux malencontreux comme ravagés sur une immense échelle par la phthisie. C'était répondre à une affirmation par une autre infiniment plus risquée : on en a reconnu aujourd'hui la fausseté. Les lapins, heureusement pour eux, ne sont pas plus prédisposés à la tuberculisation qu'un autre animal. Ce que l'on rencontre fréquemment chez eux, surtout dans le foie, ce sont des productions parasitaires, paraissant se rattacher au tubercule, et qui peuvent en imposer à un œil peu exercé. Mais il est toujours possible, par un examen attentif, d'éviter l'erreur.

Il nous parait actuellement impossible de ne pas admettre ce fait : l'apparition de granulations à la suite d'inoculation. Mais avec quelle matière? avec la matière des granulations tuberculeuses, avec celle de la pneumonie caséeuse, ce qui gâtait un peu l'affaire, si M. Villemin n'avait pas cru devoir admettre récemment l'identité de ces deux processus. Bien plus, et voici qui embrouille encore la question, des expérimentateurs ont obtenu des granulations en inoculant aux animaux, qui du cancer (M. Clark), qui de la mélanose (M. Lebert); enfin M. Vulpian a obtenu des tubercules chez un lapin auquel il avait inoculé des portions de poumon affectées d'hépatisation grise.

Mais au fond, ce ne sont pas là des fins de non recevoir véritables. Vu l'immense quantité d'expériences actuellement faites, le talent et l'autorité d'expérimentateurs tels que MM. Villemin, Lebert, Hérard et Cornil, etc., un fait s'est dégagé qu'on ne peut nier en aucune façon. C'est la réalité du développement chez les lapins et autres animaux, par l'inoculation, d'une tuberculose artificielle ou d'une affection qui lui ressemble de tous points.

Faut-il donc admettre là-dessus, comme le veut M. Villemin, la spécificité, la virulence de la tuberculose et de la phthisie? Pas le moins du monde. On peut croire, avec M. Virchow, qu'il s'agit simplement de l'imprégnation des éléments de tissu connectif par le suc et les éléments des tumeurs lymphoïdes : d'où le développement de tumeurs analogues sur place et leur généralisation. Est-ce là un fait isolé et spécial? Nullement, et on l'observe tous les jours dans les néoplasies réparatrices par exemple, où l'on voit sous l'influence des sucs voisins, les formations nouvelles devenir conjonctives osseuses, nerveuses, etc., selon les cas. Du reste ce n'est là qu'une explication, assez satisfaisante, en attendant mieux.

Faut-il enfin, dépassant complétement les données actuelles de l'expérience, conclure avec M. Villemin à la contagion de la phthisie pulmonaire et de la tuberculose? Et ce ne sont pas seulement les données de l'expérience, mais celles mêmes de l'observation, qui sont, pour ainsi dire, violentées dans cette affaire. Quels sont les faits? M. Bouchard nous a présenté un tableau qui ne laisse pas que d'être piquant : « Rivière rapporte (1), dit-il, que deux mois après la mort d'un mari phthisique, une illustre dame devint phthisique; elle guérit. Une servante qui contracte la maladie de sa maîtresse, guérit. Une femme, pour avoir donné le sein pendant quelques jours à l'abbé de Saint-Paul, qui était phthisique, meurt elle-même phthisique, et communique la maladie à sa jeune sœur, qui guérit. Ecoutez Schenkins : un médecin devient phthisique pour avoir flairé l'odeur des crachats d'un pulmonique. Van Swieten voit mourir la sœur et la servante d'un phthisique. »

« *Les Actes des Curieux de la nature*, qu'on serait étonné de ne pas voir intervenir dans cette affaire, renferment l'histoire d'une dame qui devint phthisique pour avoir porté un mantelet de martre zibeline, dont une poitrinaire s'était enveloppé les

(1) *Loc. cit.*, p. 68.

mains. Manget rapporte une anecdote de la même force : un sénateur ayant perdu sa femme de phthisie, se remarie, et la seconde femme contracte la maladie en faisant usage de gants qui avaient été portés par la première. Raulin fait savoir qu'un prêtre fut atteint du même mal pour avoir fait pendant longtemps la partie d'une dame phthisique ; le reste à l'avenant. »

Certes, voilà de quoi s'amuser. M. Hardy nous dit bien qu'il a trois ou quatre faits à sa connaissance, et que plusieurs de ses collègues doivent en avoir autant. Que prouveraient ces trois ou quatre faits, même venant de chacun des cent collègues de l'Académie? «Une pareille question sera toujours scientifiquement très-difficile à résoudre, à raison de la très-grande fréquence de la phthisie.» Ainsi parle M. Andral, et là contre viennent se briser même les quatre cents faits qui sont encore à produire.

Est-ce à dire que la contagion doive être niée à jamais. Ce dernier mot n'est guère de mise dans la science ; l'histoire nous apprend assez les déconvenues multipliées de ceux qui se sont risqués à le prononcer. Seulement, dans l'état actuel des choses, et en dépit de M. Villemin, la doctrine de la contagion de la phthisie n'a pas aujourd'hui de bases plus solides qu'au temps de Rivière et de Musitanus. Attendons.

VII. Bien que nous ayons voulu nous livrer à la

discussion des doctrines sans entrer dans le détail
de l'histoire de la phthisie ni de la tuberculose, il
nous faut cependant dire un mot du traitement.

La phthisie pulmonaire, la pneumonie caséeuse
sont assurément curables ; et on a beau aller chercher
dans je ne sais quel recoin des phrases ambiguës
de Laënnec, c'est sous son influence qu'était née,
ou du moins que s'était affermie la doctrine de l'in-
curabilité de la phthisie. Influence infiniment dé-
plorable et funeste, et qui a certainement coûté la
vie à plus de gens qu'il n'en périt jamais par les
saignées de l'école de Broussais ! Le temps n'est pas
loin où, lorsque après avoir constaté chez un malade des râles muqueux, même caverneux, au
sommet, avec maigreur, hémoptysies, etc., la gué-
rison survenant, on accusait un erreur de dia-
gnostic.

Certes, dès longtemps aussi, il y eut des médecins qui, avec Broussais et son école, crurent à la
curabilité de la phthisie. Mais, depuis que les doctrines du professeur du Val-de Grâce ont heureusement repris faveur, sous une forme toute nouvelle et rajeunie, depuis ce moment surtout, la curabilité de la phthisie est admise : il s'agit, en effet,
d'une pneumonie, à type particulier et funeste, cela
est vrai, mais enfin à terminaison non forcément
fatale.

Quant aux moyens de traitement, on n'attend pas
que nous les exposions. Un mot seulement : ils sont
divisés de tout temps en hygiéniques et médica-

menteux. Eh ! bien, là encore, les admirables effets de l'hygiène et ceux quoique nuls des médicaments montrent qu'il s'agit bien non pas d'une affection spécifique et virulente, mais d'une maladie, d'une inflammation survenue chez un individu appauvri. Qu'on se garde de nous objecter l'huile de foie de morue : c'est bien comme aliment qu'elle agit surtout. Et si M. le professeur Sée nous fait remarquer que l'huile d'olive, par exemple, ne produit nullement le même effet, je répondrai que les principes iodés renfermés dans l'huile de foie de morue lui permettent de s'absorber, et agissent surtout comme tels, ce qui n'a pas lieu pour l'huile d'olive. Et ainsi se trouve combattue souvent avec succès, ce que M. le professeur Bouchardat a si énergiquement désigné du nom de *misère physiologique.*

Parmi les substances médicamenteuses ou plutôt comme intermédiaires entre ces dernières et les moyens hygiéniques proprement dits, il faut citer les eaux minérales. Toutes ou à peu près ont été préconisées. Mentionnons seulement un récent travail dans lequel l'action des eaux d'Ems (bicarbonatées sodiques) est envisagée au point de vue de la doctrine moderne de la pneumonie caséeuse (1). Ces eaux favorisent la résorption des produits et exsudats du poumon et de la plèvre.

Enfin je manquerai à mon devoir si je ne mentionnais, ici, à côté des eaux d'Ems, des Thermes

___

(1) Dr Grossmann. Die Mineralquelle von Ems in ihrer Wirkung und Anwendung. Mainz, 1867.

jouissant d'une propriété analogue. Je veux parler
des eaux de Celles-les-Bains, à la vulgarisation
desquelles mon père avait consacré son travail, sa
vie et sa fortune. Il avait pressenti, sous le nom
de *système lymphatico-cellulo-sanguin,* les doctrines
modernes, touchant l'importance et la généralisation du système, qu'on pourrait appeler maintenant
lympho-connectif. Qu'il me soit permis de rendre ce
pieux hommage à la mémoire vénérée de mon père
qui, comme tant d'autres dans notre profession
médicale, est mort à la peine.

RÉSUMÉ.

1° L'expression phthisie (φθίσις) a été employée de
tout temps, et particulièrement dans Hippocrate,
pour désigner surtout une altération ulcéreuse du
poumon, et non pas, comme on le répète tous les
jours, une consomption d'origine quelconque.

2° La phthisie était attribuée par les anciens à
une fluxion du phlegme sur le poumon. L'expression grecque *phyma*, pas plus que le mot latin *tuberculum*, ne désignait en aucune façon quelque
chose de spécifique, ayant le moindre rapport avec
l'idée actuelle de la tuberculose.

3° Cette idée est d'origine toute moderne, et c'est
à Bayle qu'il faut en faire remonter la paternité.
Toute la doctrine de Laënnec est contenue dans
les travaux de son prédécesseur immédiat.

4 Les travaux de ces vingt dernières années, ac-

complis surtout en Allemagne, ont montré que la granulation tuberculeuse des auteurs précédents mérite seule une place à part dans le cadre nosologique : à elle par conséquent on doit réserver le nom de tubercule, et celui de tuberculose à l'état dans lequel on la rencontre.

5° La tuberculose peut être partielle ou générale, aiguë ou chronique, simple ou compliquée.

6° Le tubercule, ou granulation tuberculeuse, peut être considéré comme un lymphome (Virchow et Fœrster).

7° Le nom de phthisie ou de phthisie pulmonaire doit être réservé, comme il l'était de toute antiquité, aux processus nécrobiotiques du parenchyme.

8° La pneumonie intra-alvéolaire, qu'elle soit lobaire (fibrineuse) ou lobulaire (catarrhale), la pneumonie interstitielle peuvent subir la nécrobiose graisseuse et produire des cavernes, en un mot constituer la phthisie.

9° Chez les individus débilités, dits scrofuleux, il se montre fréquemment une pneumonie à processus passif dès le début, pneumonie granulo-graisseuse, caséeuse, avec formation de cavernes; c'est cette altération qui correspond surtout à la phthisie pulmonaire classique.

10° La phthisie complique souvent la tuberculose : mais les deux processus peuvent exister l'un sans l'autre.

11° L'inoculation de matière caséeuse, celle des granulations, et en général de quelques autres produits morbides, provoque chez les animaux une affection de tout point analogue à la tuberculose, si ce n'est la tuberculose elle-même. Des cavernes, et la phthisie peuvent être observés dans ce cas.

12° Cette évolution peut s'expliquer par l'imprégnation des éléments du tissu connectif, par le suc et les éléments caséeux, sans qu'il soit nécessaire d'admettre le moins du monde la virulence et la spécificité, pas plus que la contagion.

13° Il y a lieu, d'après la doctrine moderne, de fonder un grand espoir sur un traitement convenable de la phthisie, et de restituer à Broussais, au détriment de Laënnec, la part qui lui revient dans le progrès actuel de la science sur cette question.

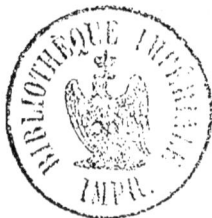

INDEX BIBLIOGRAPAIQUE

HIPPOCRATE. Livres de la nature de l'enfant. — Des articulations. — Des affections. — Des aphorismes. — Du régime dans les maladies aiguës.

CELSE. De re medica, lib. II, III, V, VI, VII.

GALIEN. Commentaires sur Hippocrate.

BAILLOU. Opera omnia. 1600.

SILVIUS DE LE BOE. Opera omnia. 1650.

SYDENHAM. Médecine pratique. 1680.

MORTON. Phthisiologia. Londres, 1689.

BOERHAAVE. Opera omnia. 1700.

Encyclopédie de DIDEROT et D'ALEMBERT, art. Tubercule. 1760.

MORGAGNI. De sedibus et causis morborum. 1766.

CRUIKHSANK, Anatomy of the absorbing. Vessels, 1787.

PORTAL. Sur la nature et le traitement de la phthisie. 1795.

BAILLIE. Anatomie pathologique. 1799.

BAYLE. Journal de médecine et de chirurgie, et Recherches sur la phthisie pulmonaire. 1810.

MECKEL. Handbuch der Path. an. 1818.

LAENNEC. Auscultation médiate. 1819.

BROUSSAIS. Examen des doctrines médicales et *passim*. 1820.

MAGENDIE. Journal de physiologie. 1821.

ALISON. Transactions of the med.-chir. Society. Edinburg. 1824.

ANDRAL. Anatomie pathologique. 1825.

CRUVEILHIER. Nouvelle bibliothèque médicale. 1826.

GENDRIN. Histoire des inflammations. 1826.

LOBSTEIN. Anatomie pathologique. 1829.

LOMBARD. Recherches anat.-path. sur l'encéphale et ses dépendances. 1834.

AUTHENRIETH. Syst. der berühent. Aerzte und Prof. Würzburg. 1836.

SCHŒNLEIN. Allgemeine und specielle Pathologie und Therapie. 1837.

J.-A. BARRIER. Mémoire sur les eaux minérales de Celles et la curabilité des affections tuberculeuses. 1837.

BOUILLAUD. Clinique médicale. 1840.

ENGEL. Archiv. f. Heilkunde. Wien, 1843.

LEBERT. Histologie du tubercule. Archiv. de Müller. 1844.

KUSS. De l'inflammation. Strasbourg, 1845.

CRAIGIE. Pathol. gén. Edinburgh, 1848.

REINHARDT. Uber die. Entstehung der Kœrnchenzellen. 1850.

VIRCHOW. Uber Typhus, etc. Würbz. Verhandlung, 1850, et Würzb. Werhandlung, Bd. III. 1852.

ROBIN. Bulletins de la Société de biologie. 1854.

ROKITANSKY. Lehrbuch der Path. an. Wien, 1854.

VIRCHOW. Handbuch der spec. Path. und Therapie, 1854, et Wiener Wochenscrift, 1856

VULPIAN. Bulletins de la Société de biologie. 1861.

RINDFLEISCH. Die Miliar-Tuberkel. *Virchow's Archiv*, t. XXX. 1864.

EMPIS. De la Granulie. 1863.

NIEMEYER. Éléments de pathologie. 1865.

VIRCHOW. Phymatie, Tuberculose und Granulie. Archiv. 1865.

OTTO WEBER. In chirurgie. de Pitha et Billroth. 1865.

VILLEMIN. Comptes rendus de l'Académie. 1865.

FŒRSTER. Handbuch der Path. an. 1865.

HÉRARD ET CORNIL. De la Phthisie pulmonaire. 1866.

REGNARD. Leçons sur la diathèse et le rhumatisme. Gaz. hebd. 1867.

BOUCHARD. Étude sur la tuberculose et la phthisie pulmonaire. Gaz. hebd., 1867.

GROSSMANN. Die Mineralquelle von Ems in ihrer Wirkung und Anwendung. Mainz, 1867.

CORNIL. Du tubercule. Archives de physiologie. 1868.

VILLEMIN. De la tuberculose, 1868.

A. PARENT, imprimeur de la Faculté de Médecine, rue Mr-le-Prince, 31.

PARIS. — A. PARENT, IMPRIMEUR DE LA FACULTÉ,
Rue Monsieur-le-Prince, 31.